Active POT 指導マニュアル

救急振興財団救急救命東京研修所　教授

南　浩一郎　著

Small group
Auto evaluation
Self education

ぱーそん書房

◆ はじめに ◆

　救急活動においては観察、病態の判断、報告が一連の動きとして活動することが必要である。しかし、今までの救命士教育のシミュレーションでも特定行為などの操法の徹底に重点が置かれており、観察、診断、報告に対する有効なシミュレーション教育は存在しなかった。

　そこで、救急救命東京研修所の南らが中心となり開発された、限定された種類の疾患で構成されるシナリオを使用した救命士とfacilitator（ファシリテーター）との間で行われる双方向性のシミュレーションPOTを開発した。これらは疾患ごとに理学所見に関するテーマが設定されており、シミュレーターによる病態把握を目的としたシミュレーション→把握した病態のプレゼンテーション→ディスカッション→講義という一連のフローによって参加者自身に気づきを与え、短時間の講習でテーマの重要性が認識できる構成になっているシミュレーションであった。例えば、テーマを「呼吸音」とし、呼吸音に特徴的な所見を呈する疾患3症例のシミュレーション3想定・所見付与POTでは、想定・所見付与を言葉では一切与えず、音声・画像・イラスト・動画で提供する。救急救命士は初期観察、全身観察によって自ら理学所見を求め、想定・所見付与の意味を自ら判断して症例の病態を把握する。その後、これらの所見から傷病者の病態を把握することになる。POTはこのとおり思考訓練が中心であり、実際の現場活動とよりリンクした形のシミュレーションが望まれていた。

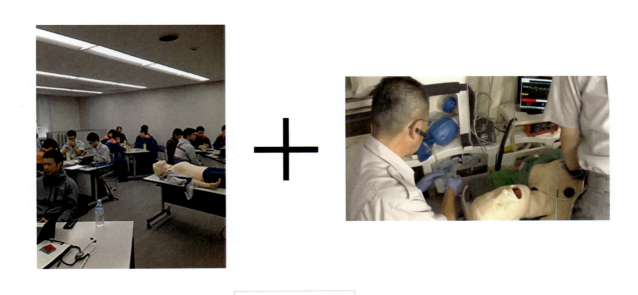

Hybrid

Active POT

POT は開発から 5 年以上経過し、今では多くの救命士が経験して、疾患の病態について理解が深まってきている。今回、これらの POT の成果を発展的に救急活動へ応用する"シミュレーション Active POT"を提案することにした。これは、POT で用いている画像、音響資料とバイタル変化や BLS の測定装置を搭載したシミュレーター(高研のセーブマンプロやレールダルメディカルジャパンの ALS シミュレーター)での現場活動を 20 分で行い、これをビデオで撮影して評価する新たなシミュレーション教育である。

　この Active POT マニュアルは、これらのシミュレーションを SAS(少人数 Small group、自動評価 Auto evaluation、自己学習 Self education)で行うためのマニュアルである。このマニュアルを使用することで、短時間で効率よい現場活動訓練が可能になると思われる。また、シミュレーション時の学習に役立つように Memo のスペースをとってあり、ノート機能も付加している。これを用いて、指導救命士による現場での教育や救急救命士自身の効率のよい自己学習が行われることを希望するものである。

　本書の作成にあたり、高研、レールダルメディカルジャパンの高橋氏、ぱーそん書房の山本氏には多大なご指導を頂きました。ここに深く感謝申し上げます。

　令和元年 6 月吉日

南　浩一郎

◆目 次◆

指導救命士のための新しいシミュレーションの提案 ················· 1

01 心筋梗塞（左冠状動脈）［POT 症例 5］ ················· 5

02 くも膜下出血 ［POT 症例 9］ ················· 9

03 窒息 ［POT 症例 16］ ················· 13

04 喘息 ［POT 症例 13］ ················· 17

05 敗血症 ［POT 症例 28］ ················· 21

06 低血糖 ［POT 症例 25］ ················· 25

07 心不全（左心不全）［POT 症例 29］ ················· 29

08 出血性ショック ［POT 症例 20］ ················· 33

09 脳出血（小脳）［POT 症例 10］ ················· 37

10 熱中症 ［POT 症例 36］ ················· 41

11 糖尿病性ケトアシドーシス ［POT 症例 23］ ················· 45

12 髄膜炎 ［POT 症例 8］ ················· 49

13 腎不全 ［POT 症例 31］ ················· 53

14 心筋梗塞（右冠状動脈）［POT 症例 4］ ················· 57

15 急性消化管虚血 ［POT 症例 21］ ················· 61

16 高血糖 ［POT 症例 24］ ················· 65

17 緊張性気胸 ［POT 症例 17］ ················· 69

18 急性膵炎（敗血症）［POT 症例 22］ ················· 73

19 自然気胸 ［POT 症例 15］ ················· 77

20 肺血栓塞栓症 ［POT 症例 19］ ················· 81

指導救命士のための新しいシミュレーションの提案
－SAS式シミュレーションとは－

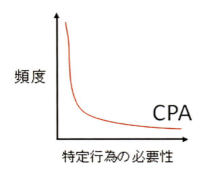

普段の救急活動において、心肺停止の症例はかなり頻度が低く、軽症の場合がほとんどである。しかし、心肺停止になった場合は観察や病態の理解の前に処置がスムースに行われなければならない。

CPA症例では

- 急ぐ
- プロトコールに従わないといけない
- 手技が多い
- 身体が動くことが前提

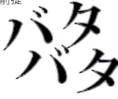

実際、心肺停止症例では時間的な余裕はない。急ぐことに加えて、メディカルコントロール（MC）によって決められたプロトコールに従わなければならない、また気管挿管、静脈路確保など手技がかなり多い。また、ゆっくり手技を行わず、テキパキと動かなければならない。身体が動かなければいけない。これには定期的なシミュレーションが欠かせない。

今までのシュミレーション

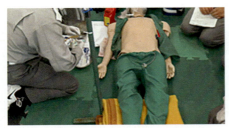
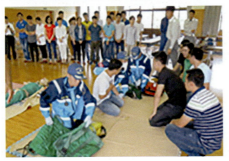

今までのシミュレーションでは、大がかりの施設や人員が必要で手軽に訓練できなかった。これを行うことができるのは教育機関や大きな消防本部のみであった。また、シミュレーションを行う技術は一部の教育機関にいた救命士のみがもっているもので、一般の救命士にはなかなか手軽にできるものではなかった。傷病者役など多くの人が必要であり、時間が実際取れないなどの問題もある。また、訓練時間の確保も大きな問題になっている。

問題点

- シミュレーターが必要
- 時間がかかる
- 評価が大変
- 自分たちだけでは難しい
- 大人数がいる
- 何を議論するんだ？

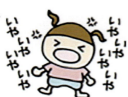

　今までの心肺停止などのシミュレーションの問題をまとめると、①シミュレーターが必要、②時間がかかる、③評価が大変、④自分たちだけでは難しい、⑤大人数がいる、⑥何を議論するんだ？　という議論のポイントがわからない、などである。これらを解決しないと、心肺停止の症例の現場活動のトレーニングは難しい。

科学的？

- 数字で見れない？
- 記録がない？
- 以前はどうだったっけ？

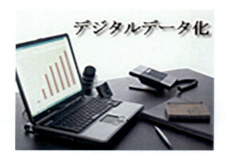

　また、1回シミュレーションを行っても換気量が適切だったのか、一次救命処置（BLS）が適切だったのかを判断する客観的な指標は何一つなかった。また、以前よりスキルアップしたのかどうかすら、記録がなく比較が難しかった。

修正法って神の声

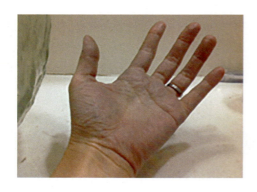

　また、修正法という方法で、補助者から想定内容を付与してもらわないといけないのが現実であった。例えば、写真の手はチアノーゼがあるのかどうかを判断するのは、救命士により異なるだろう。このような観察能力を高めるような訓練方法はなかった。

やりたいシミュレーションとは

- 少人数、短時間、いつでも
- 客観的なデータがほしい
- 過去の自分と比較したい
- 本物と同じような画像で観察（診断）できる

　では、行いたいシミュレーションとはどんな形であろうか。忙しい業務時間の中でコンパクトにできるには、①少人数、短時間、いつでも、②客観的なデータがほしい、③過去の自分と比較したい、④本物と同じような画像で観察（診断）できる、という4つの要素が挙げられる。

SAS 式シミュレーションとは？

セーブマンプロ

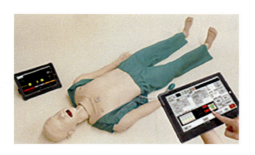

　これを実現できるのが、高研のセーブマンプロやレールダル メディカルジャパンの ALS シミュレーターである。従来のシミュレーターからさまざまな改良がなされ、①呼吸音、心音や気道の狭窄の状況や下顎の動きなどをより人体に近づけている、②胸骨圧迫の評価機能により、胸骨圧迫の客観的評価が可能、③訓練時の処置や操作を記録・確認することができ、訓練後のフィードバックが可能となっている、さらに、④リモコンタブレットの採用によりバイタルサインなどの情報が得られる、が特徴として挙げられる。これらのシミュレーターを用いて全国の救命士の生涯教育に活用される、一連のシミュレーションの方式を提案する。これを SAS 式シミュレーションという。

準備するもの

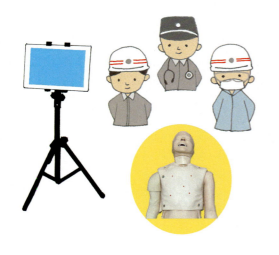

　SAS 式シミュレーションに用いるのは、シミュレーター（セーブマンプロまたは ALS シミュレーター）1 体、救急隊 1 隊、画像記録装置（ipad など）＋カメラ立て、さえ準備できれば可能である。

　まず、少人数（Small group）であること。救急隊は 3 名で構成されるが、これが訓練の最小単位となっている。この人数であれば、時間調整を行うのが簡単で、なおかつ常に一緒に行動するためにチームワークが得やすい。

　次は、機器が自動的に評価してくれること（Auto evaluation）である。今まで、実際行った BLS が正しかったのかどうかを判断するものが何もなかった。これをシミュレーターが行ってくれる。セーブマンプロや ALS シミュレーター（住友理工社しんのすけくんを装着した訓練人形でも BLS に関しては評価可能）には BLS 評価に必要な各項目を測定して、記録することが可能である。例えば、胸骨圧迫に関しては深さ、リコイル、回数、押す位置など今までになかった項目を測定記録してくれる。

　最後は自己学習（Self education）である。訓練はビデオ撮影を行うことにより、活動を振り返ることができる。これを訓練後の振り返りに利用する。そのときには同時にセーブマンプロから得られた客観的な数字データをもとに

テーマ 1
Small group

テーマ 2
Auto evaluation

テーマ 3
Self education

活動の長所、短所を議論する。また、これを記録しておくことで、毎回症例ごとに過去の訓練と比較することも可能になる。

　https://youtu.be/dYCBBCp32ykdYCBBCp32y のサイトをご覧頂きたい。これには SAS 式シミュレーションの 1 例のすべてが掲載されている。シミュレーターにはシナリオが組み込まれており（現在、セーブマンプロには 8 症例の現場活動の症例が盛り込まれている）、これを使用することにより典型的な現場活動を反復訓練することが可能になる。また、本書には振り返り時に効率よい議論が行われるように、観察や活動の指導のポイントを記載している。これを用いることにより、指導救命士が手軽に教育に取り組めるようになると思われる。

01 心筋梗塞（左冠状動脈）
［POT 症例 5］

通報内容

出動指令	8:00　意識障害で通報。
傷病者	70 歳、男性
主訴	胸痛
通報者	家人（奥さん）
現病歴	起坐位で到着を待っている。
既往歴	なし
内服薬	なし
時間	発症後すぐに通報
食事	7:00
ADL	問題なし
アレルギー	なし

理学的所見の解説

〈頭部、顔面〉

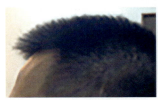 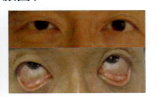

対光反射：正常

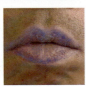 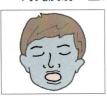

全体に青ざめている

チアノーゼの所見

〈頸部〉

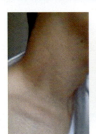

坐位　　　仰臥位

坐位では外頸静脈の怒張は観察されていない

〈12 誘導心電図〉

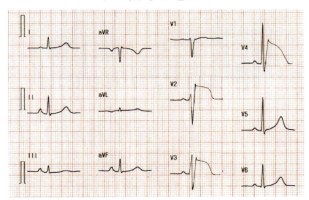

胸部誘導で ST 上昇が見られる

〈胸部〉

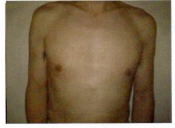

両肺野から吸気時に断続性・低調性ラ音（Coarse Crackle）を聴取　心音は正常

〈上肢・手〉

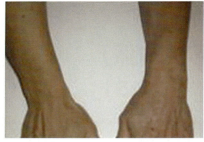

やや湿潤

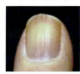

リフィリングタイム：3秒

リフィリングタイムが延長しており循環不全が疑われる　ショックによる交感神経の亢進

〈神経所見（上肢）〉

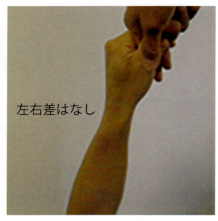

左右差はなし

特に所見なし

〈下肢〉

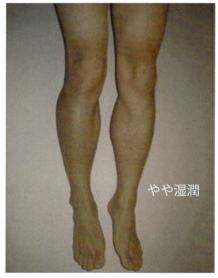

やや湿潤

ショックによる交感神経の亢進

〈腹部触診所見〉

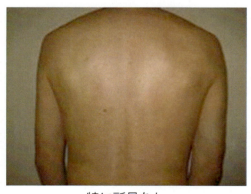

痛みなし　普通の硬さ

〈背部〉

特に所見なし

〈便・尿〉

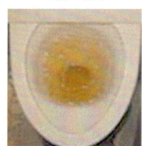

特に所見なし

理学的所見より考察される病態

- ショックバイタル：両肺に吸気時に断続性・低調性のラ音（Coarse Cracide）を聴取。
- 12誘導心電図（V1〜V3）でSTの上昇。

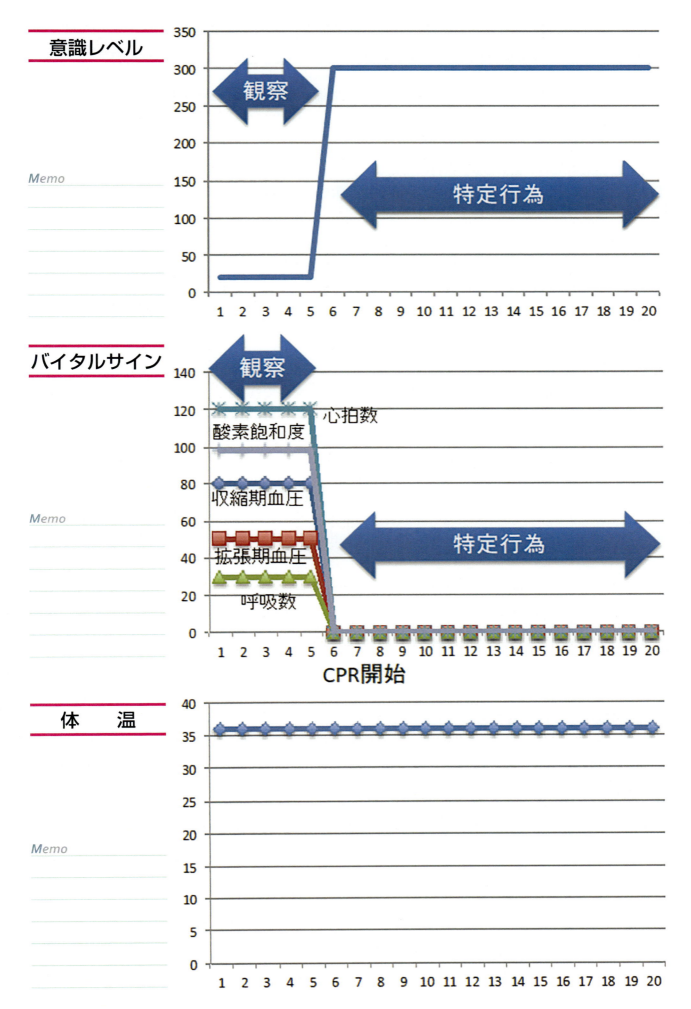

救急活動の指導ポイント

◆急性心筋梗塞の病態が観察できているか(状況評価、初期評価、全身観察)?

現場到着時は意識の確認、呼吸数・脈拍の確認を行い、意識レベル (JCS)20 であるが、6 分後から 300 であり、ショックバイタルである。眼球結膜は正常。SpO$_2$ は低下しており、呼吸数は 24 回と頻呼吸。また、両肺野からは吸気時に断続性・低調性ラ音(水泡音、Coarse Crackle、俗にいう湿性ラ音)を聴取する。12 誘導心電図からは、前壁梗塞の所見がある。以上の所見から、急性に発症した前壁の心筋梗塞よる心原性ショック(左心不全)である。12 誘導心電図が診断の決め手になる。これを到着後、すぐに観察して搬送先を決めなくてはならない。

◆活動方針を立てられているか?

これは急性心筋梗塞であるので、不整脈(VF など)の発生が活動中に起こるリスクは高い。心電図では心室性期外収縮(Ventricular Premature Contration;VPC)が散発しているので、早急に除細動ができる活動が要求される。これを救急隊 3 名がこのリスクを共有しているかどうかが活動を左右する。隊長が、虚血性心疾患であり早期搬送し心臓カテーテルなどを行う必要性を観察から判断しなければならない。そのような計画が立てられるかが活動のポイントである。

◆収容依頼がきちんと行われているか?

収容依頼には虚血性心疾患を疑うことを伝えて、その根拠を述べているかどうかを評価する。バイタルサインのみ伝えて、機械的な報告になっていないかどうか? 急性の心不全状態になっていることを伝えているか? 心原性ショックであり、緊急度・重症度が高いことを伝えられているか? などを評価する。

◆心肺停止後の処置は適切か?

まずは正しい一次救命処置(Basic Life Support;BLS)が行われているかどうかである。シミュレーターによっては胸骨圧迫がガイドラインに沿っているかどうか数値で確認できるものもある。

次に、JCS 300 であり、心肺停止になった場合は特定行為を実施するかどうか? 特定行為の実施に関しては、特定行為が傷病者にとってメリットがあるのかどうかが判断されているかを議論しなければならない。

◆BLS は正しく行われているか?

活動を通じて最も重要なことは、正しい BLS があって初めて特定行為が活かされることである。BLS が正しく実施されているかどうかを判断するには、数字化することが重要である (シミュレーターによっては胸骨圧迫が正しく行われているかどうかを評価するシステムがある)。ビデオを見ながら、床で行っているとき、ストレッチャーで行っているとき、階段などで行っているときなど、シチュエーションによって胸骨圧迫が正しく行われているかどうかを確認する。測定ができないシミュレーターの場合は、"しんのすけくん"の活用を勧める。

◆搬送中の BLS は正しく行われているか?

ストレッチャー上で胸骨圧迫を正しく行うことはかなり難しい。どうしたらいいのかを、ビデオとシミュレーターの結果を見ながら考察する。

◆特定行為は正しく行われているか?

特定行為の手技に関しては、教育機関で学んだことが正しく行われているかどうかである。個人により手技に癖がないか? 間違った手順で行っていないか? 清潔操作に問題はないか? などをビデオで確認しながら話し合う。

◆CCF は基準値を満たしているか?

胸骨圧迫を絶え間なく行うことが、今後の救急活動の中では重要となる。どうしたら無駄なく、絶え間ない胸骨圧迫ができるのかを、ビデオとシミュレーターの結果を見ながら考察する。

02 くも膜下出血 [POT症例9]

通報内容

出動指令	8:00 急に呻いて倒れて救急要請。
傷病者	70歳、男性
主訴	意識障害
通報者	家人（奥さん）
現病歴	仰臥位で到着を待っている。
既往歴	なし
内服薬	なし
時間	発症後すぐに通報
食事	7:00
ADL	問題なし
アレルギー	なし

理学的所見の解説

〈意識レベル〉

呼びかけに反応するが、目を閉じたままでなんとなくボーッとしている
意識障害

〈頸部〉

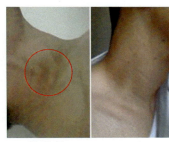

仰臥位　　坐位

坐位では外頸静脈の怒張は観察されていない

〈顔面〉

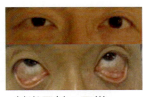 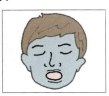

対光反射：正常　　全体に青ざめている
ものが二重に見える　　チアノーゼの所見

〈12誘導心電図〉

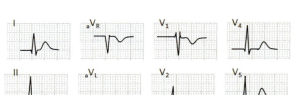

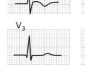 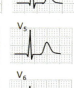

〈胸部〉

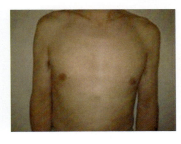

両肺野から吸気時に断続性・低調性ラ音（Coarse Crackle）を聴取

不整脈が見られる

〈上肢〉

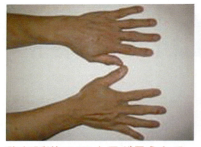

胸部誘導で ST 上昇が見られる

〈神経所見〉

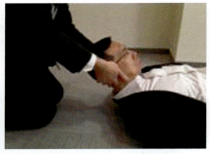

頸部はしなやかに前屈して、顎を前胸部につけることができる
髄膜刺激症状（ー）

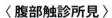

リフィリングタイム：2秒

〈心　音〉正常音
〈呼吸音〉低張性・断続性のラ音

〈腹部触診所見〉

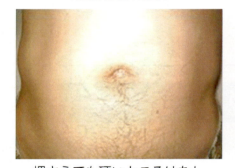

押さえても硬いところはなし

〈背部〉

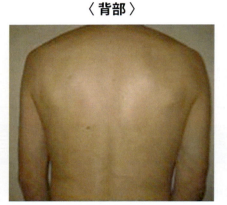

特に所見なし

〈下肢〉

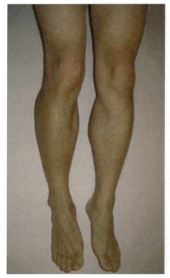

特に所見なし

Memo

〈便・尿〉

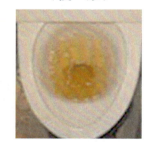

特に所見なし

理学的所見より考察される病態

・くも膜下出血などの脳血管障害が疑われる。
・ショックバイタルでは両肺に吸気時に断続性・低調性ラ音（Coarse Crackle）を聴取。

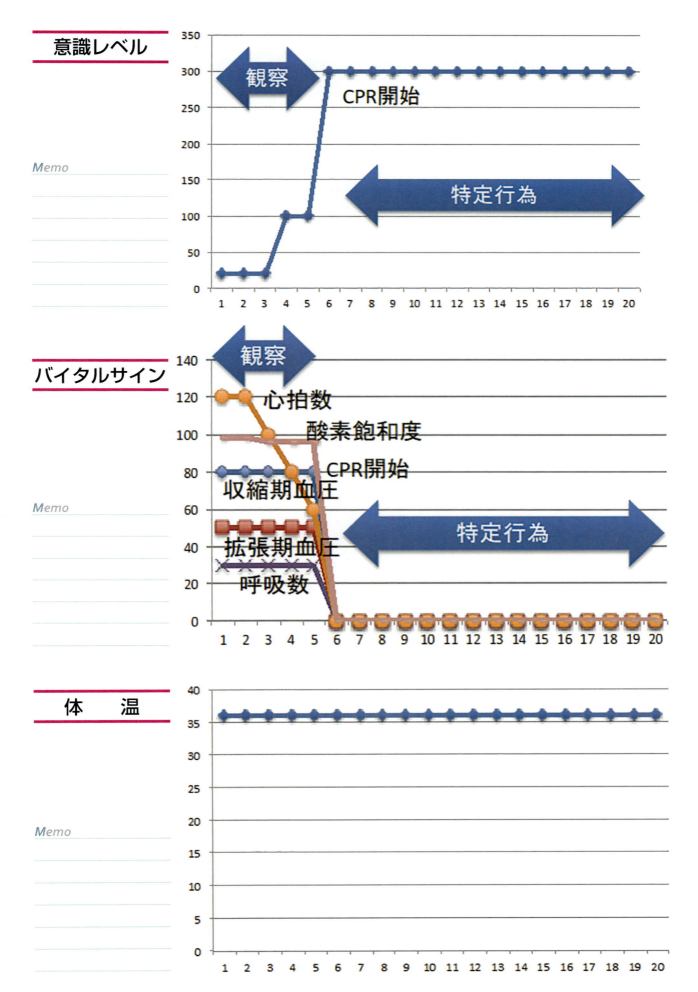

救急活動の指導ポイント

◆くも膜下出血の病態が観察できているか（状況評価、初期評価、全身観察）？

通報内容や家族の話では急に意識が消失している。これはくも膜下出血（subarachnoid hemorrhage；SAH）の特徴であり、ピークペイン（発症時の頭痛が最もひどいこと）を伴う頭痛である。この所見から、SAH である可能性が高い。現場到着時は意識の確認、呼吸数・脈拍の確認を行い、意識レベル（JCS）は20 であるが、4 分後から 100、6 分後から 300 へ短時間に悪化している。ショックバイタルである。SpO2 は徐々に低下しており、呼吸数は 24 回から呼吸停止になる。また、肺野は Coarse Crackle（水泡音）が聴かれることから、交感神経が一時的に亢進したことにより肺水腫が発生していることが想定される。これが、酸素飽和度の低下につながっている。心電図からは VPC（心室性期外収縮）の散発が観察できる。現場で心停止などになる危険性を示唆している。

◆活動方針を立てられているか？

SAH であるので、搬送中に起こることとして考えられるのは、再出血、不整脈（VF）の発生である。心電図では VPC が散発しているので、早急に除細動ができる活動が要求される。また、再出血を予防するためになるべく傷病者に新たなストレスをかけないような優しい活動が望まれる。救急隊 3 名がこのリスクを共有しているかどうかが活動を左右する。隊長が、意識消失の経緯から SAH を疑い、早期搬送し、クリッピングを行う必要性を観察から判断しなければならない。そのような計画が立てられるかどうかが活動のポイントである。

◆収容依頼がきちんと行われているか？

収容依頼には SAH を疑うことを伝えて、その根拠を述べているかどうかを評価する。現場で SAH であると判断できるのは、それほど多くないと考えられる。典型的なピークペインをもつものは約 3 割程度とも言われる。脳血管障害とだけ伝え、活動は SAH を想定したものでもかまわないと思われる。バイタルサインのみ伝えて、機械的な報告になっていないかどうか、緊急度・重症度が高いことを伝えられているか？ などを評価する。

◆心肺停止後の処置は適切か？

まずは正しい BLS が行われているかどうかである。シミュレーターによっては胸骨圧迫がガイドラインに沿っているかどうか数値で確認できるものもある。

◆BLS は正しく行われているか？

活動で重要なことは、正しい BLS があって初めて特定行為が活かされることである。これをシミュレーションを実施しているときに再確認する。

BLS が正しく実施されているかどうかを判断するには、常に数字化することが重要である。シミュレーターには胸骨圧迫が正しく行われているかどうかを評価するシステムがあるので、同時に撮影したビデオ映像を見ながら、床で行っているとき、ストレッチャー上で行っているとき、階段などで行っているときなど、シチュエーションによって胸骨圧迫が正しく行われているかどうかを確認する。また、過去に行われたデータが存在する場合はそれとの比較なども意味がある。

◆搬送中の BLS は正しく行われているか？

ストレッチャー上で胸骨圧迫を正しく行うことはかなり難しい。どうしたらいいのかを、ビデオとシミュレーターの結果を見ながら考察する。

◆特定行為は正しく行われているか？

次に、JCS 300 であり、心肺停止になった場合は特定行為を実施するかどうか？ 特定行為を行う方が患者にとってメリットがあるのかどうか？ が判断されているかを議論しなければならない。今なぜ現場で行う必要性があるのかを議論する。特定行為の手技に関しては、教育機関で学んだことが正しく行われているかどうかである。個人により手技に癖がないか？ 間違った手順で行っていないか？ 清潔操作に問題はないか？ などをビデオで確認しながら話し合う。

◆CCF は基準値を満たしているか？

胸骨圧迫が絶え間なく行われているかどうかを考察する。どうしたら無駄なく、絶え間ない胸骨圧迫ができるのかを、ビデオとシミュレーターの結果を見ながら考察する。

03 窒息 [POT症例16]

通報内容

出動指令	8:00 呼吸困難にて救急要請。
傷病者	60歳、男性
主訴	呼吸困難
通報者	家人（奥さん）
現病歴	起坐位で到着を待っている。昨日は早めに寝たらしいが、それ以外に変わったことはなかったとのこと。今朝も食事（7:00）をしたときに少しむせたりはしたが、その他、特に異常はなし。
既往歴	なし
内服薬	なし
時間	発症後すぐに通報
食事	7:00
ADL	問題なし
アレルギー	なし

理学的所見の解説

〈顔面〉

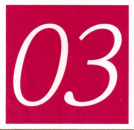

対光反射：正常　　全体に青ざめている
　　　　　　　　　チアノーゼの所見

〈心音〉正常音
〈呼吸音〉ストライドールが聴取

〈頸部〉　　　　〈胸部〉

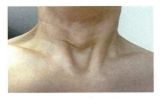 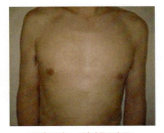

坐位　　　　　　吸気時に陥没呼吸
吸気時に陥没呼吸

〈12誘導心電図〉

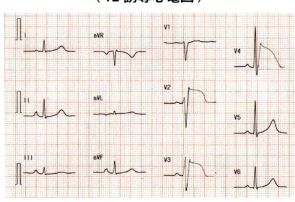

正常

〈上肢〉

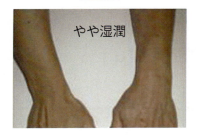
やや湿潤

〈手・指〉

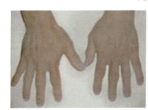

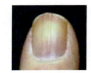
リフィリングタイム：3秒

〈腹部触診所見〉

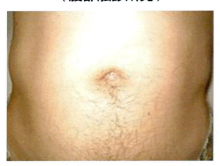
柔らかい　特に痛いところはない
皮膚は全体的に冷たい

〈下肢〉

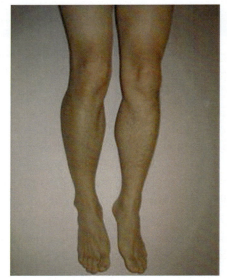
動きは問題なし　冷たい

〈背部〉

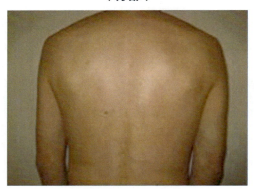
特に所見なし　冷たい

〈便・尿〉

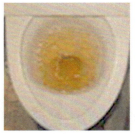
特に所見なし

理学的所見より考察される病態

呼吸困難があり、胸部よりストライドールが聴取され、吸気時に陥没呼吸が見られる。このことより、上気道閉塞が考えられる。

Memo

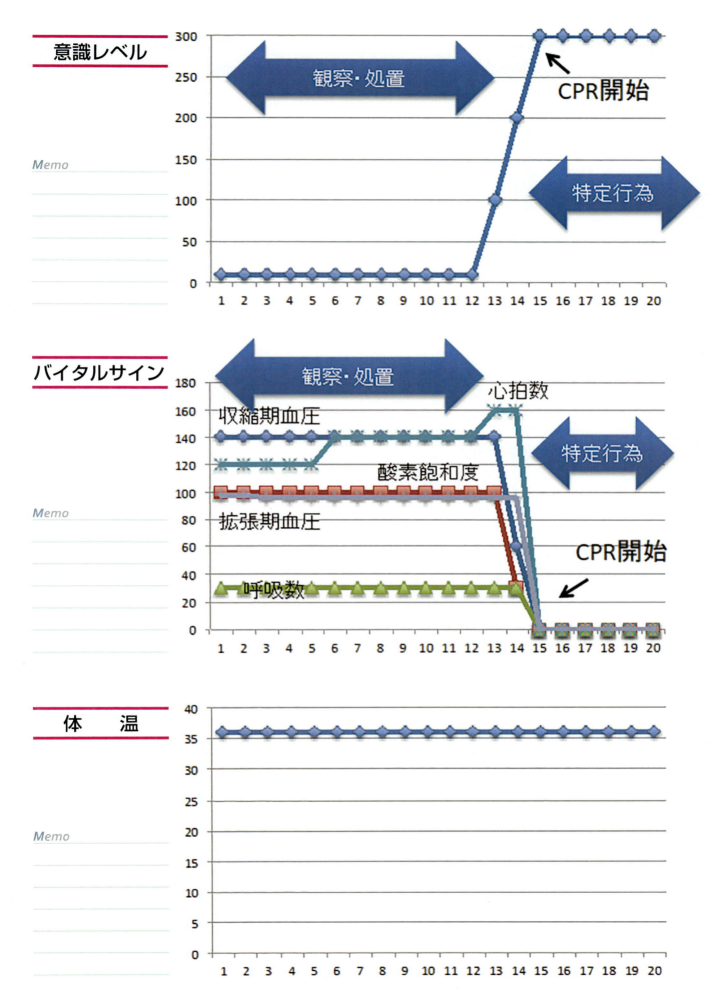

救急活動の指導ポイント

◆窒息の病態が観察できているか（状況評価、初期評価、全身観察）？

　傷病者は食後にむせていた、また吸気時にストライドールが聴こえてきていることから上気道の閉塞が強く疑われる。観察としては呼吸パターンや呼吸音がきちんと理解できているかどうかがポイントとなる。到着時に窒息であると判断できているかどうかを話し合う。

　原因によって、発症の仕方が急激で閉塞状態が一瞬にして完成する場合と徐々に増悪していく場合がある。異物窒息などは一瞬にして閉塞が完成するが、アナフィラキシーや喉頭蓋炎の場合は分単位で病態進展がみられる。気管腫瘍などの場合は徐々に増大するので、一定の期間、狭窄症状を繰り返しながら増悪する。今回のケースはどちらかというと、分単位での病態進展がみられる。アナフィラキシーも考慮しなければならない。もし、アナフィラキシーの場合はエピペン®などの処置も考慮すべきである。

◆活動方針を立てられているか？

　傷病者は上気道の閉塞が強く疑われる。救命士は基本的には喉頭鏡で可視範囲でしか処置できない。そのために、今回の症例のように窒息が進行しているようなケースでは酸素投与と早期の現場離脱しか対応できない。振り返りでは、ビデオを見ながら素早い現場離脱が行われたか？を考察する。

　心肺停止になってからは気管挿管、その後の静脈路確保、アドレナリン投与による蘇生をいかに早く行うかが大切となる。

◆収容依頼がきちんと行われているか？

　傷病者は、上気道の閉塞の場合は気管挿管して上気道の確保を行うことが処置となる。よって、収容依頼では緊急度が高いこと、進行している窒息であること、また気管挿管が可能な施設などへ収容を依頼することなどを盛り込むことが大切になる。また、場合によってはドクターカーやドクターヘリにて現場への医師の派遣を要請することも考慮すべきである。

◆体位の処置は適切か？

　上気道の閉塞の場合は、基本的には傷病者の呼吸しやすい体位が望ましい。しかし、呼吸管理がしやすい仰臥位を選択することも考慮すべきである。これは振り返りでしっかり話し合うべきである。

◆呼吸音は正しく判断できていたか？

　上気道の閉塞の場合は、ストライダーが上気道付近で聴こえる。吸気時に聴こえる高調性のラ音である。咳き込むこともあるので、聴こえにくいこともある。

◆特定行為は正しく行われていたか？

　この症例の後半は心肺停止になるが、上気道の閉塞の場合は気道の開通をまずやらなければならない。このときには特定行為に先んじてメディカルコントロール (MC) から特定行為の気管挿管、薬剤投与の許可をもらう必要がある。本症例の場合は、気道閉塞の原因がなんなのかはっきりしないが、食物残渣等なら吸引などで取り除くことが可能になる。しかし、アナフィラキシーなどの場合は閉塞した段階では気道に挿管することは難しくなるケースがある。そのときはどうするのかを話し合う。

◆BLS・CCF は正しいか？

BLS は正しく行われているか、CCF は正しいかをチェックする。

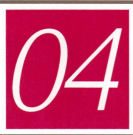

04 喘息 [POT症例13]

通報内容

出動指令	8：40　一般住宅から救急要請。
傷病者	30歳、男性
主訴	呼吸困難
通報者	家族
現病歴	布団の上で苦しそうな傷病者がいるとのこと。数年前から喘息の治療を受けていたが、最近は病院へは行っていない。昨日、家の工事があり、いろいろな化学物質を使用した。
既往歴	喘息
内服薬	ステロイド
時間	発症後すぐに通報
食事	昨晩
ADL	問題なし
アレルギー	多数あり

理学的所見の解説

〈意識レベル〉
- 呼びかけ・痛み刺激に反応はあるが、「うん」と答える程度
- 会話はできない

　　　　　意識障害

〈顔面〉

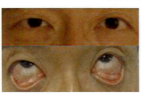

対光反射：正常　　全体に青ざめている
　　　　　　　　　チアノーゼの所見

〈頸部〉

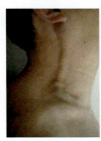

外頸静脈の怒張

坐位

〈胸部〉

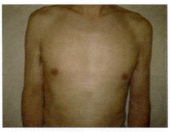

呼吸困難、両肺野から高調性・連続性ラ音（Wheezing）を聴取

〈心　音〉正常音
〈呼吸音〉
- 呼吸困難、両肺野から高調性・連続性ラ音（Wheezing）を聴取
- 頻回の咳

17

〈12誘導心電図〉

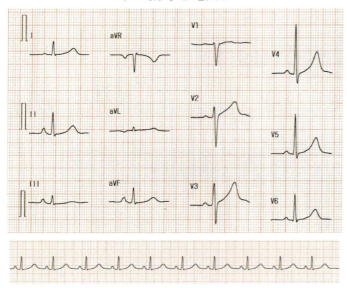

正常

〈手・指〉

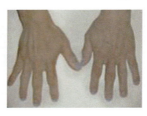

リフィリングタイム：2秒

〈背部〉

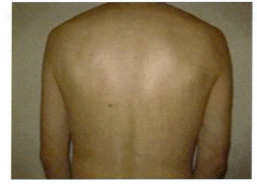

特に所見なし　冷たい

〈腹部所見〉

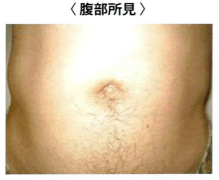

痛みなし　普通の硬さ

〈下肢〉

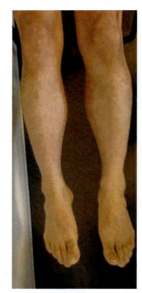

特に所見なし

Memo

理学的所見より考察される病態

アレルギーの既往、呼気時に聴かれる。Wheezingから喘息発作が疑われる。

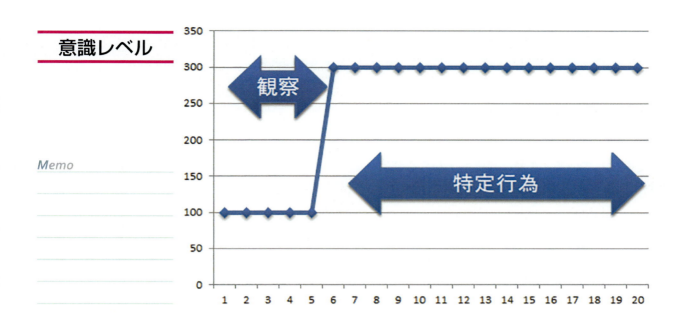
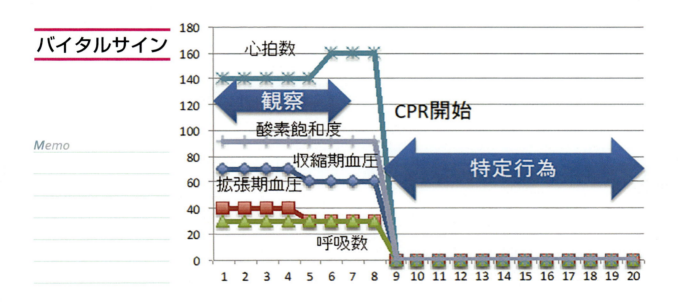
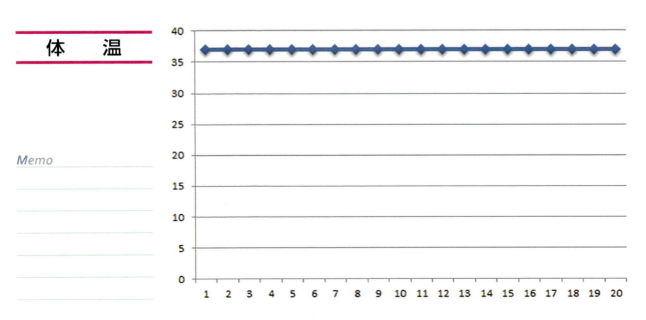

救急活動の指導ポイント

◆喘息の病態が観察できているか(状況評価、初期評価、全身観察)?
　通報内容や家族の話からは急に意識が消失している。もともと、アレルギー反応をもっていること、喘息の既往もある。現場到着時は意識の確認、呼吸数・脈拍の確認を行い、意識レベル(JCS)も300へ短時間で悪化している。これは呼吸停止から心肺停止に至ったケースである。また、肺野は呼気相の終末にWheezingが聴かれることより喘息の発作であると診断できる。

◆活動方針を立てられているか?
　肺野は呼気相の終末にWheezingが聴かれることにより、喘息の発作であると診断できる。この症例は呼吸不全が心肺停止の前提になっており、心肺停止に至れば蘇生をすることはかなり難しくなる。たとえ蘇生に成功したとしても代謝性、呼吸性アシドーシスが進行しているので、搬送途中に再度心肺停止に至るリスクは高い。よって、いかに心停止にならないように活動するかにかかってくる。心肺停止になった場合は特定行為が正しく行われているか、BLSを正しく行うようにしているかなどを確認する。

◆収容依頼がきちんと行われているか?
　収容依頼には喘息発作を疑うことを伝えて、その根拠を述べているかどうかを評価する。現場で喘息発作であると判断するのは、それほど難しくはないと考えられる。しかし、これが心肺停止に至るような重症度・緊急度をもっているかどうかを伝えるのは難しい。SpO_2など客観的な数字を伝えることなどを心がけるべきである。

◆体位の管理は適切か?
　喘息時の体位管理は、傷病者の楽な姿勢が基本となる。しかし、意識レベルが低下しているときはマスク管理や心肺停止のリスクに備えて仰臥位が管理しやすいことがある。これをどちらにするかは見解の分かれるところであり、ケースバイケースで考えなくてはならない。この点をしっかりと話し合うことが重要となる。

◆心音は正しく判断できているか?
　活動中に心音を聴く機会は少ないということをよく耳にするが、普段から心音を聴取する癖を身につけるためにも、訓練中に心音を聴取することが望ましい。せめて、弁の異常があるとか、脈の不整があるなどの所見が聴き取れれば十分である。

◆呼吸音は正しく判断できているか?
　呼吸音であるが、現場で肺野からWheezingが聴取できれば喘息と診断できる。呼吸音は図に示すとおり種類があることを訓練している間に確認することが大切である。

◆診断は正しく行われているか?
　この症例を喘息と診断することは難しくはない。喘息発作がアナフィラキシー発作でも喘息発作を合併する。そのときは、気管レベルでのストライダーが聴取されることもある。そのときは気道閉塞の恐れもあるので、注意を要する。

◆BLS、CCFは正しいか?
　BLSの各項目、CCFは適切か、ビデオやシミュレーターの記録を確かめる。

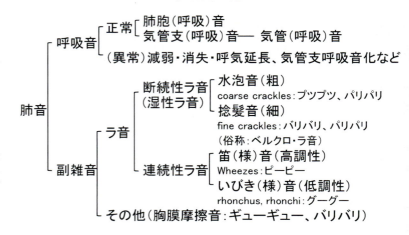

● 呼吸音の分類 ●

05 敗血症 [POT症例28]

通報内容

出動指令	12：40　一般住宅（独居）から救急要請。
傷病者	60歳、男性
主訴	意識障害
通報者	隣人
現病歴	通報者である隣人は先週から少し体調が優れないというを聞いていた。顔を見ないなあと思い、様子をうかがいにきた隣人が布団の上で意識朦朧の傷病者を発見。隣人とのつきあいは長く、最近も背中の痛みと血尿で泌尿器科受診へ付き添っていた。糖尿病で近くの内科にも受診している。最近、内服薬が新しい薬に変わったと聞いていた。天候は晴れ、室温は20℃前後で、特に寒さや暑さはない。数日まともな食事はとれていない。
既往歴	糖尿病
内服薬	なし
時間	発症後すぐに通報
食事	昨晩少々
ADL	問題なし
アレルギー	なし

理学的所見の解説

〈顔面〉

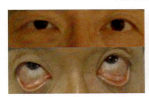

対光反射：正常

〈頸部〉

仰臥位：正常

坐位：正常

〈手〉

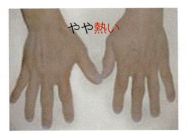

やや熱い

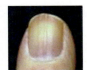

リフィリングタイム：2秒

〈心　音〉正常音
〈呼吸音〉断続性・低調性ラ音
　　　　（Coarse Crackle）

〈12誘導心電図〉

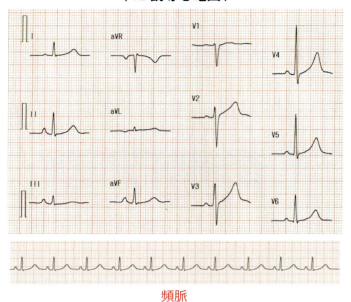

頻脈

〈胸部〉

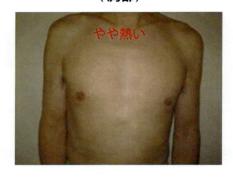

やや熱い

〈腹部触診所見〉

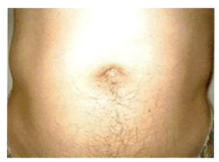

特に所見なし・柔らかい
正常

〈神経所見（上肢）〉

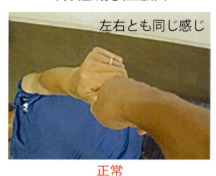

左右とも同じ感じ
正常

〈背部〉

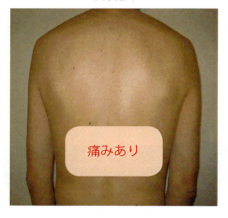

痛みあり

〈下肢〉

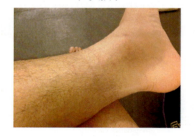

〈尿〉

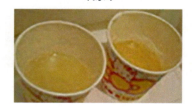

混濁尿

理学的所見より考察される病態

全身的に熱感あり、意識レベルも低下している。尿混濁があり、強く尿路感染症が疑われる。肺野では断続性・低調性ラ音が聴かれている。バイタルはショックバイタルであり、尿路感染症が原因の敗血症性ショックと診断できる。

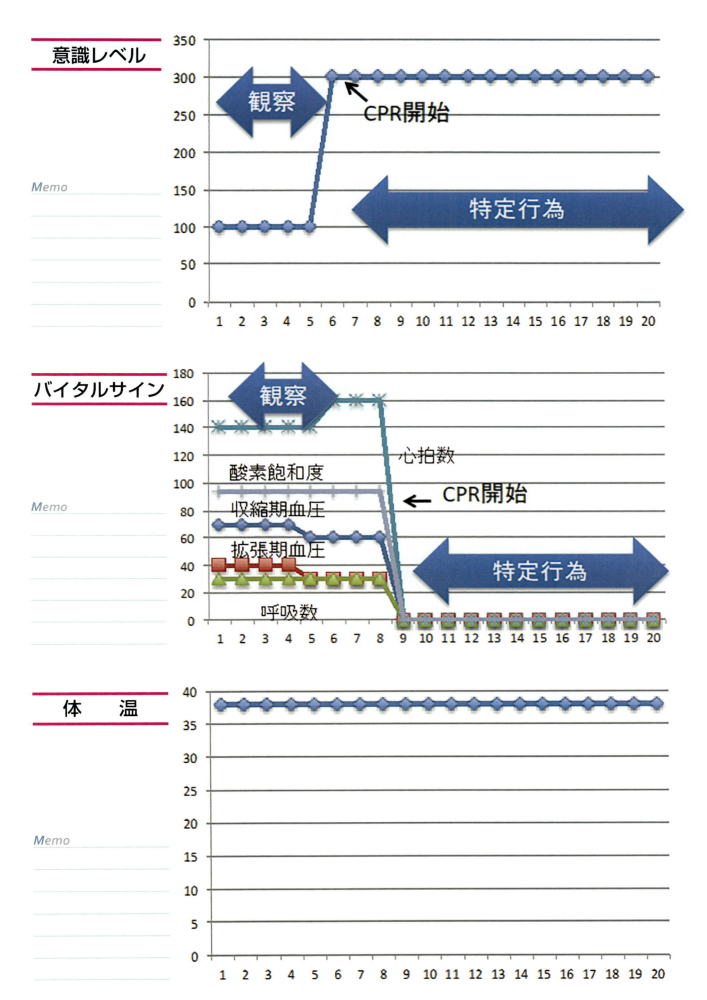

救急活動の指導ポイント

◆敗血症の病態が観察できているか（状況評価、初期評価、全身観察）？

傷病者は先週から少し体調が優れず、最近も背中の痛みと血尿で泌尿器科を受診していた。糖尿病で近くの内科にも受診歴があり、内服薬が新しい薬に変わっていた。発熱があり、全身は熱感がある。血圧が低下しており、肺野は Coarse Crackle が聴かれる。尿は血尿または膿尿になっており、背部の痛みがある。これらより、尿路感染症からの敗血症であることが疑われる。このとき理学的所見としては、敗血症性ショックは末梢血管が拡張していることより、四肢や皮膚は温かいことやショックバイタルであることが参考になる。泌尿器科的な診断としては、背中を叩く（背部の腎臓がある位置）と激しく痛がることがある。これは背部叩打痛であり、腎盂腎炎の所見と考えられる。

◆活動方針を立てられているか？

この症例は泌尿器系からの感染が契機になっている敗血症性ショックである。既往歴には糖尿病があるので、全身の血管病変はあるかもしれない。意識レベルが低下していることより、緊急度は高く、重症度も高い。素早い判断が必要である。この症例モデルでは数分後に心肺停止になっている。この場合、不整脈などによる心肺停止の傷病者より代謝性アシドーシスが進行していると考えられる。そのときは蘇生できる可能性は少ない。よって、早期に現場離脱して医療下に置くことが活動の基本となる。

ショック状態であり、全身から炎症性メディエーターが放出されているために、循環血液量が血管内から間質へ漏出していることも十分予想される。心臓自体には障害はない場合なので心原性ショックは否定的で、特定行為としては静脈路確保して輸液を行うことも可能である。しかし、肺野から断続性・低調性ラ音（湿性ラ音）が聴取されるため、多量の輸液は肺野の障害を増長するかもしれない。

◆収容依頼がきちんと行われているか？

通報内容としては、①ショック状態であること、②感染症が疑われること、③泌尿器系疾患が疑われること、を伝える。付属内容としては、④傷病者は先週からの状態の継続であること、⑤糖尿病で近くの内科にも受診歴があること、⑥内服薬が新しい薬に変わっていたこと、なども加えてかまわない。緊急度・重症度が共に高い疾患であるので、搬送途中に病態変化が考えられる。特定行為の指示要請を受けやすくするためにも、収容依頼の報告で、傷病者の全体像を伝えることを考慮すべきである。

◆体位の処置は適切か？

ショック状態であり、下肢挙上で血圧が上昇する場合がある。敗血症性ショックのときは全身から炎症性メディエーターが放出されているために、循環血液量が血管内から間質へ漏出していることも十分予想される。しかし、肺野から断続性・低調性ラ音（湿性ラ音）が聴取されるため、呼吸状態的には酸素飽和度を低下させるリスクもある。また、意識レベルが低下しているので、仰臥位の方が望ましいと考えることもありうる。それぞれの体位には一長一短があるので、そこを班員で話し合う。

◆心音は正しく判断できていたか？

心音は正常である。この傷病者の場合は輸液の適応となることもあるので、心臓に異常があるのかどうかの判断には役に立つ。普段から、心音の評価を訓練時に心がけるべきである。

◆呼吸音は正しく判断できていたか？

肺野は Coarse Crackle が聴かれる。断続性・低調性ラ音であるが、これは細菌感染により炎症性メディエーターが放出されているために、循環血液量が血管内から間質へ漏出していると考えられる。

◆診断はできていたか？

理学的所見としては、敗血症性ショックは末梢血管が拡張していることより、四肢や皮膚は温かいことやショックバイタルであること、背中の痛みもあり、泌尿器感染症が最も疑われる。しかし、現場で感染源を特定することは難しい。よって、敗血症性ショックであり、感染はどこまでなのかを考察する必要はないかもしれない。場合によってはほかの臓器の感染も考えられるので、腹部、胸部などもしっかり観察するようにする。

06 低血糖 [POT症例25]

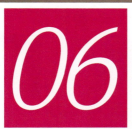

通報内容

出動指令	9:40 意識障害にて救急要請。
傷病者	66歳、男性
主訴	意識障害
通報者	老人ホーム職員
現病歴	本日、朝8時頃、階段を上っていると急に左下肢が動かなくなり、左指尖のしびれを自覚。呼吸が苦しく、意識が少しおかしい（周りの判断）。視野が狭くなったというので救急車を要請。職員によれば、6ヵ月前から、起床時は朝食をとるまでボーッとしていることも多かったという。2ヵ月前からは寝起きが悪化。また、早朝に大声を出したり、壁を蹴ったりしたほか、パジャマを着たまま外を歩いていたこともあったといい、昨日は当院精神科を受診していた。身体所見に異常はなく、症状もほぼ消失したので、「一過性脳虚血発作(transient ischemic attack；TIA)」と診断され、経過観察入院となったが、先月退院したとのこと。
既往歴	一過性脳虚血発作(TIA)
内服薬	なし
時間	発症後すぐに通報
食事	昨晩
ADL	問題なし
アレルギー	なし

理学的所見の解説

〈意識レベル〉

呼びかけに反応するがすぐに眠ってしまう
意識障害

〈顔面〉

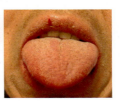

対光反射は正常
両方の耳側が見えにくい
両耳側半盲

〈頸部〉

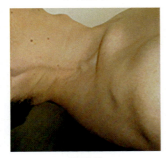

仰臥位

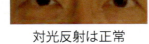

〈心 音〉正常音
〈呼吸音〉正常

〈胸部〉

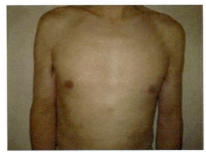

特に所見なし

〈12誘導心電図〉

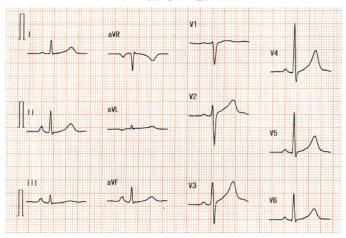

正常

〈手・指〉

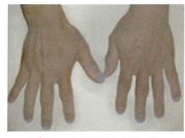

リフィリングタイム：2秒

ジワッと汗ばんでいる
交感神経が亢進している所見

〈神経所見（上肢）〉

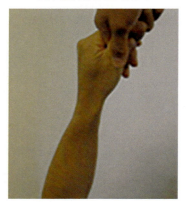

搬送途中に痙攣

〈腹部触診所見〉

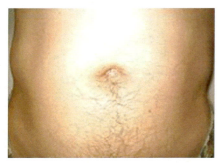

皮膚は全体的にジメッとしている
全体的に柔らかい　押さえても痛いところはなし
交感神経が亢進している所見

〈便・尿〉不明

〈下肢〉

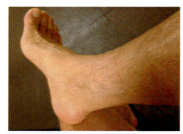

下肢は問題なく動く
ジメッとしている
交感神経が亢進している所見

理学的所見より考察される病態

- 神経障害、視野異常、意識障害。
- 6ヵ月前くらいから、性格変化、精神異常を疑わせる所見。
- 交感神経の亢進症状。
  以上から低血糖が疑われる。

Memo

意識レベル

Memo

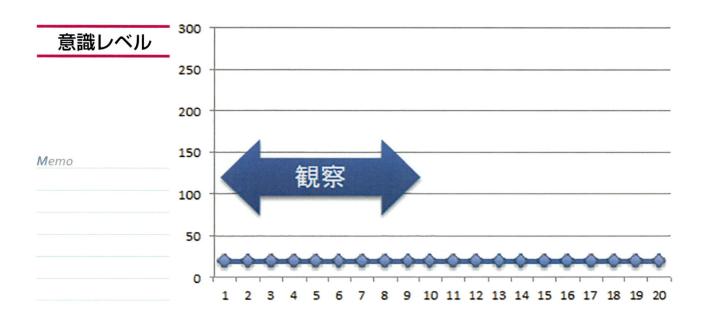

バイタルサイン

Memo

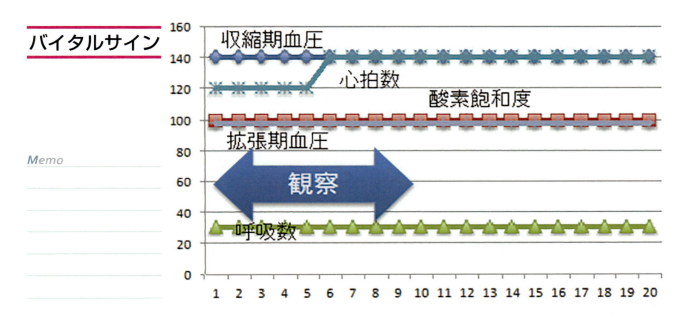

体　温

Memo

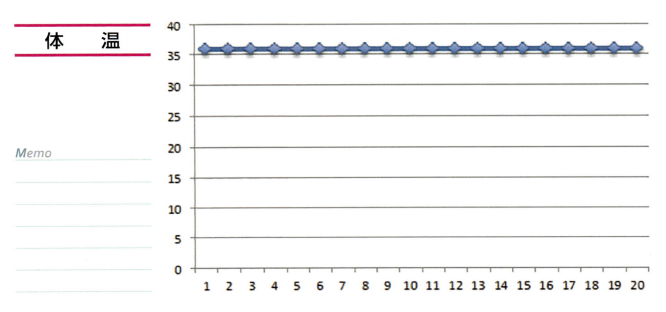

救急活動の指導ポイント

◆低血糖の病態が観察できているか（状況評価、初期評価、全身観察）？

この傷病者は意識障害、交感神経亢進（皮膚の発汗、頻脈）、中枢神経症状（痙攣、片麻痺）が観察される。低血糖症状は、その発症機序から交感神経症状と中枢神経症状に大別される。交感神経症状としては動悸・頻脈、ふるえ（振戦）、不安感、発汗（冷汗）、空腹感、しびれ感、悪心・嘔吐があり、これらの症状は血糖値の低下に対抗して血糖上昇に働く代償作用（拮抗調節）の１つであると同時に、生体（特に中枢神経系）が危機的状況にあることを察知しての警戒警報（アラーム機構）の役割を果たすとも理解できる。また、中枢神経症状としては不穏、めまい、頭痛、疲労感、目のかすみ、複視、行動異常、性格変化、錯乱、低体温、意識障害、痙攣、昏睡がある。

本症例では以前から、急に左下肢が動かなくなり、左指尖のしびれ（片麻痺）、意識が少しおかしい（意識障害）、視野が狭くなった（麻痺）、早朝に大声を出したり、壁を蹴ったりしたほか、パジャマを着たまま外を歩いていた（行動異常、性格変化）様子が見られている。これらは中枢神経系へのブドウ糖の供給が不足することによる機能低下に起因する。通常は交感神経症状が、比較的軽度の低血糖で起こり、血糖値が低くなるほど（通常 45 mg/dL 以下）中枢神経症状が顕著になってくる。これは血糖の異常な低下により、その代償機構として交感神経系の興奮が生じ、代償が十分に機能せず低血糖が重症化して中枢神経系の機能低下に陥るためである。これらの症状を観察できているかどうかを議論する。

◆活動方針を立てられているか？

低血糖ということが判明すれば、活動は血糖測定、通報して静脈路確保、ブドウ糖輸液という特定行為になる。きちんと観察できていればスムースに活動や報告が流れるが、低血糖の診断ができない場合は、脳腫瘍など、その他の病態も想定されるために活動方針が大きく異なってくる。

◆収容依頼がきちんと行われているか？

この傷病者は低血糖ということが判明すると、中枢神経系の血管障害でないことを確認して、血糖測定を行うことが重要である。本症例の場合は、脳血管障害を疑わせるような神経症状や麻痺などがあり、報告は難しくなる。低血糖かなと思っても、いかに報告するかを議論する。

◆体位の処置は適切か？

この症例の場合は意識障害があり、基本的には仰臥位にて搬送とすることが多いであろう。しかし、バッグ・バルブ・マスクなどの管理は必要か？ 呼吸は問題がなければ起坐位でも問題はないか？などを議論する。

◆心音は正しく判断できていたか？

この傷病者は正常である。観察で心音を聴取するのは忘れがちになるので、活動の振り返りに確認しておく。

◆呼吸音は正しく判断できていたか？

この傷病者は正常呼吸音である。血糖に関しては糖尿病であることが多い。糖尿病性ケトアシドーシスの特徴でもあるアセトン臭がするかどうかなど、呼気の匂いにも注意する。

◆診断はできていたか？

実際にこの症例でトレーニングする場合は、症例が低血糖であることが現場で診断できているかどうかが重要となる。動悸・頻脈、ふるえ（振戦）、不安感、発汗（冷汗）、空腹感、しびれ感、悪心・嘔吐などの症状は血糖値の低下に対抗して血糖上昇に働く代償作用（拮抗調節）であることを理解して活動していたかなどを確認する。

TIA の既往もあるので、麻痺などは脳血管障害の症状と考えやすい。活動で脳血管障害をどう判断していたのかも話し合う。

◆特定行為は正しく行われていたか？

この症例は低血糖と診断した場合、血糖測定、静脈路確保、ブドウ糖投与という特定行為を行うことが必要となる。これらの行為が正しく行われたかどうかを確認する。

07 心不全（左心不全）[POT 症例 29]

通報内容

出動指令	8：00
傷病者	70歳、男性
主訴	胸痛
通報者	家人（奥さん）
現病歴	呼吸困難で通報。起坐位で到着を待っている。
既往歴	高血圧
内服薬	なし
時間	発症後すぐに連絡
食事	7：00
ADL	問題なし
アレルギー	なし

理学的所見の解説

〈瞳孔・結膜〉　〈口腔〉　　　　　　　　　　　　　　〈胸部〉

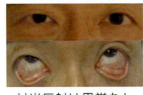 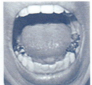 青ざめている

対光反射は異常なし　チアノーゼの所見
正常

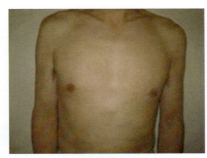

正常

〈心　音〉収縮期雑音が聴取される
〈呼吸音〉両肺に吸気時に断続性・低調性ラ音を聴取

〈頸部〉

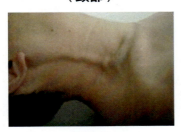

仰臥位

〈背部〉

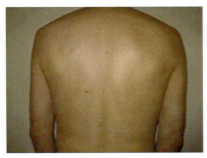

正常

〈12誘導心電図〉

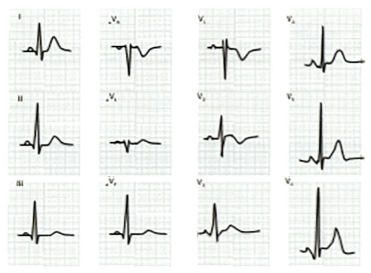

左室肥大

〈上肢・手〉

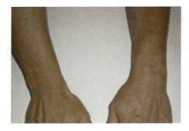

末梢循環不全

〈腹部触診所見〉

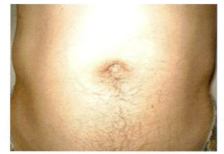

痛みなし　普通の硬さ

〈神経所見（上肢）〉

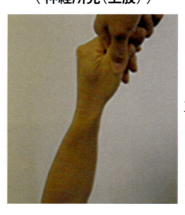

正常

〈下肢〉

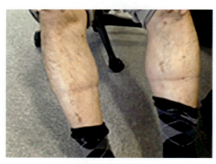

靴下のゴムの跡

浮腫がある

〈便・尿〉

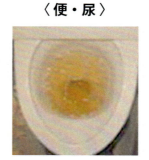

特に所見なし

理学的所見より考察される病態

- ショックバイタル
- 両肺に吸気時に断続性・低調性ラ音を聴取。
- 12誘導心電図で左心肥大の所見（V5でRの増高）。
- 上肢挙上による血圧上昇、下肢挙上による血圧低下。
- 心音で収縮期雑音が聴かれる。
これらより僧帽弁閉鎖不全による心不全が疑われる。

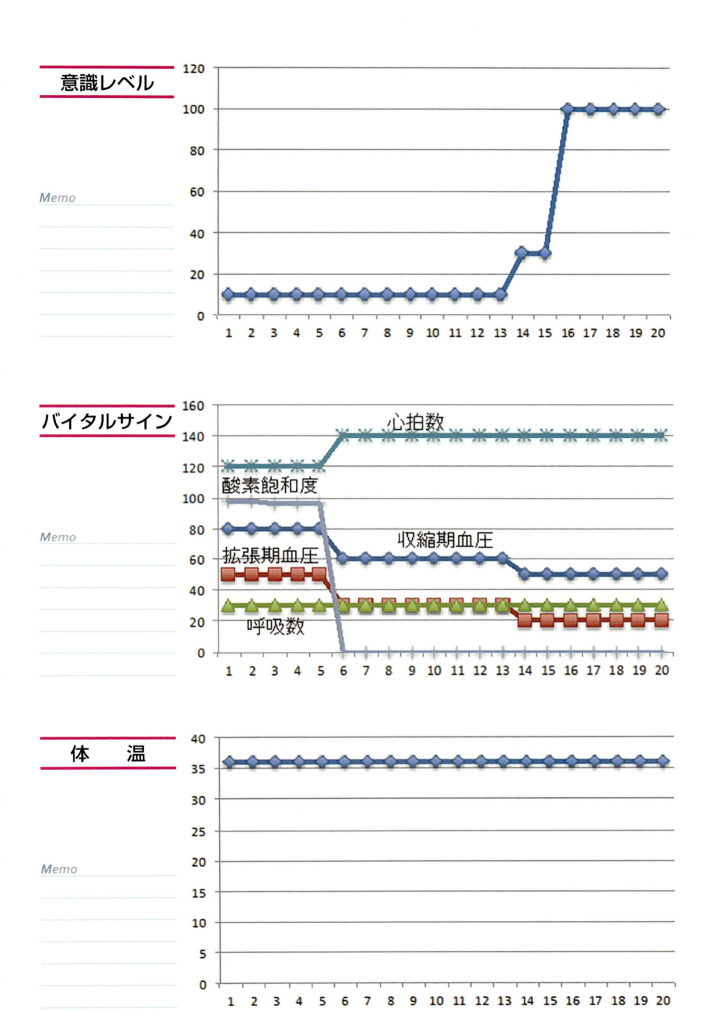

救急活動の指導ポイント

◆心不全の病態が観察できているか(状況評価、初期評価、全身観察)?

現場到着時は意識の確認、呼吸数・脈拍の確認を行い、意識レベル (JCS) が 300 であり、ショックバイタルであることから、重症度が高いことが考えられる。観察できる理学的な所見は、JCS 300、ショックバイタル、両肺に吸気時に断続性・低調性ラ音を聴取できる、12 誘導心電図で左心肥大の所見(V5 で R の増高)、上肢挙上による血圧上昇、下肢挙上による血圧低下、心音で収縮期雑音である。

眼瞼結膜は正常。SpO_2 は低下しており、呼吸数は 24 回と頻呼吸。また、両肺野からは吸気時に断続性・低調性ラ音を聴取する。これは、肺野になんらかの原因で水分が溜まっていることを意味する。その原因を考えていくと、12 誘導心電図は左心肥大の所見を示している。また、下肢には浮腫の所見があり、慢性的な心不全があったことが疑われる。これらからこの傷病者は心不全を起こしていると推測できる。

では、心不全の原因は何かを考えていくと心音から収縮期雑音が聴かれる。以上の所見から、慢性心不全の状態がなんらかの原因で増悪した心原性心不全と考えられる。おそらく、慢性心不全の原因は僧帽弁閉鎖不全が最も考えられる。

◆活動方針を立てられているか?

この傷病者の現場活動は意識が低下している原因の検索と、病院選定につながる原因疾患の特定、さらに病態悪化を起こさない搬送となる。上記で原因疾患が左心不全であり、心機能の低下が意識障害を起こしていると考えられる。また、意識があるために静脈路確保や気管挿管などの特定行為を行うことはできない。そうなると、現場活動の主たる部分は酸素投与と体位管理だけになり、早期に現場を離脱し医療機関へ搬送する活動が必要となる。

◆収容依頼がきちんと行われているか?

この傷病者の報告は、意識が低下している原因は心不全であることを伝えて、循環器の処置ができる施設へ搬送を行うことが基本となる。このことが網羅されているか、緊急度・重症度が伝達できているかなどを話し合う。

◆体位の処置は適切か?

心不全の場合は Frank-Starling の曲線では既に正常では静脈還流量が低下しているところに位置しており、坐位にすると左側へ、下肢挙上では右側に移動するというところに位置する(図参照)。よって、起坐位にして搬送することが望ましい。しかし、意識レベルが低下しており、バッグ・バルブ・マスクにて補助換気などを行うためには仰臥位が望ましい。体位の選択はどうするべきかを話し合う。

◆心音は正しく判断できていたか?

正常の心音は主に I 音、II 音からなり、これがどの構成成分からなるのかはしっかりと理解しておきたい。心雑音は、複雑なものを聴き分ける必要はないと思われるが、収縮期雑音とはどういうものか、拡張期雑音とはどのようなものかを知っておくことはそんなに難しいことではない。この症例を機会に理解を深めてもらえるように確認する。

◆呼吸音は正しく判断できていたか?

この症例の呼吸音は断続性・低調性ラ音で一般的には湿性ラ音といわれるものである。

◆診断はできていたか?

症例自体の難易度は高い。しかし、診断を弁の異常とまで正確に導き出せなくとも、ショックの種類を鑑別することは救命士には必須と考えられる。実際には診断まで可能な救命士は少ないかもしれない。心音はどこで聴けばいいのかなどは基本的な知識であるので、しっかり確認する。

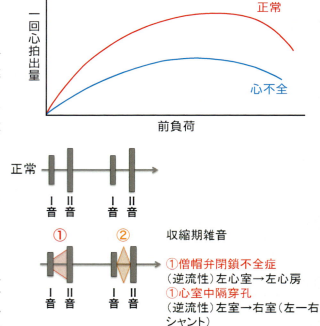

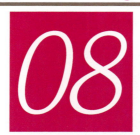

出血性ショック [POT症例20]

通報内容

出動指令	8:00　交通事故にて救急要請。
傷病者	70歳、男性
主訴	腹痛
通報者	通行人
現病歴	仰臥位で到着を待っている。
既往歴	なし
内服薬	なし
時間	発症後すぐに通報
食事	7:00
ADL	問題なし
アレルギー	なし

理学的所見の解説

〈意識レベル〉

痛み刺激にかすかに体動がある
意識障害

〈顔面〉

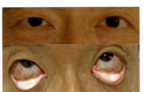

対光反射：正常

結膜が白い

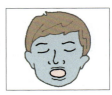

全体に青ざめている
チアノーゼの所見

〈12誘導心電図〉

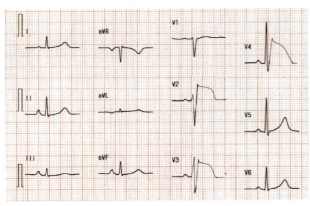

正常

〈心　音〉正常音
〈呼吸音〉正常

〈口腔〉

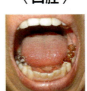

〈頸部〉

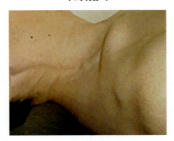

仰臥位

〈胸部〉

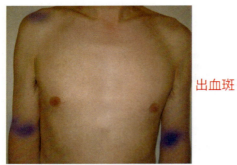

出血斑

ところどころに青あざあり

〈腹部触診所見〉

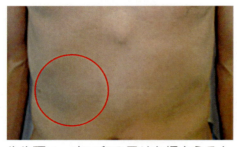

やや硬い　赤い印の周りを押さえると
患者の手が少し動く
腹部に圧痛

〈手・指〉

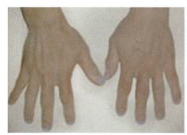 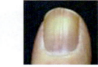

リフィリングタイム：4秒
末梢循環不全

〈上肢〉

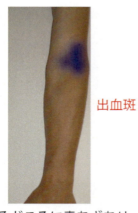

出血斑

ところどころに青あざあり

〈神経所見（上肢）〉

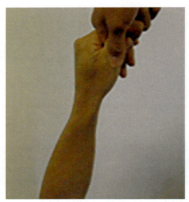

正常

〈背部〉

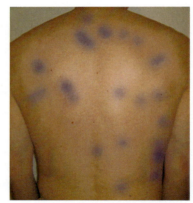

出血斑

ところどころに青あざあり

〈下肢〉

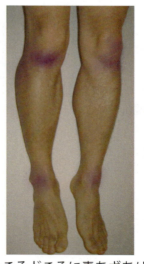

ところどころに青あざあり
出血斑

〈便・尿〉

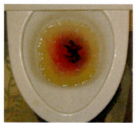

血便

理学的所見より考察される病態

- 腹部に圧痛があり、血便が認められる。全身に出血斑が認められる。
- ショックバイタル。これらより循環血液量減少性ショックが考えられる。

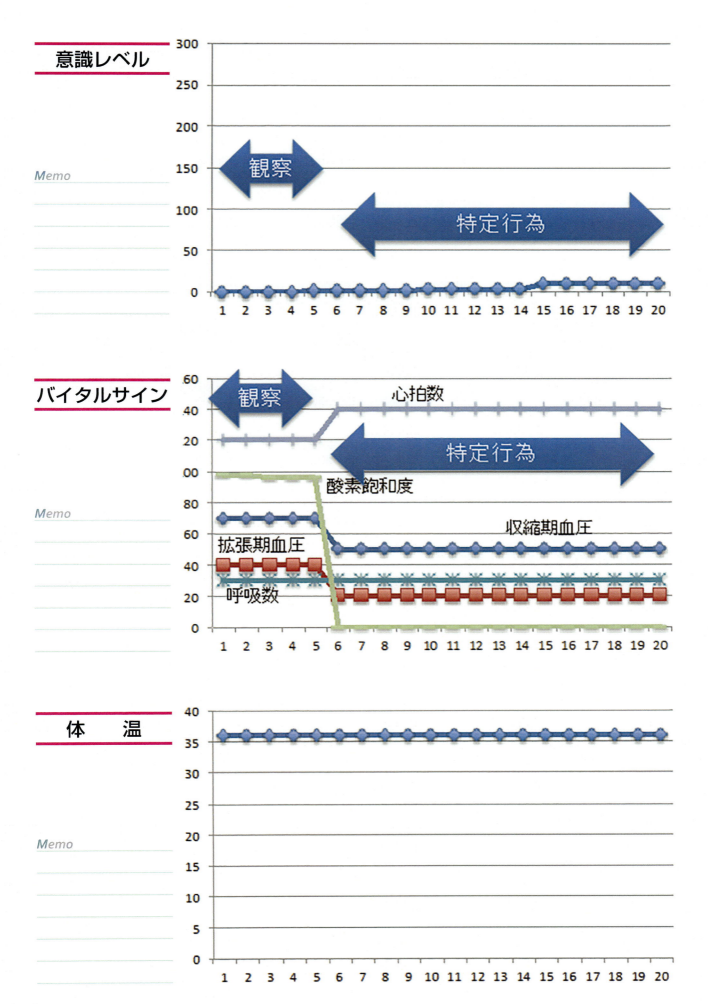

救急活動の指導ポイント

◆出血性ショックの病態が観察できているか(状況評価、初期評価、全身観察)?

現場到着してから、意識の確認、呼吸数・脈拍の確認を行い、意識レベル(JCS)が300であり、ショックバイタルである。観察されるのは眼球結膜が蒼白、全身の出血斑、バイタル自体は交感神経刺激症状がある。腹部に痛みがあり、血便があることから下部消化管出血が疑われる。ショックは循環血液量減少性ショックが最も疑われる。ショックの徴候の5P[(蒼白(Pallor)、冷汗(Perspiration)、虚脱(Prostration)、脈拍触知不能(Pulselessness)、呼吸の促拍(Pulmonary deficiency)]を観察できているかなどを振り返りで確認する。

よく、外頸静脈を循環血液量の指標とすることが多いが、その観察では体位がポイントとなる。通常、仰臥位では外頸静脈が虚脱することは脱水などの極度の循環血液量の低下以外では稀である。

理学所見観察のポイント —外頸静脈の緊張度の見方—

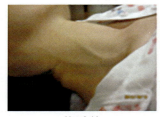 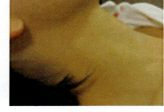 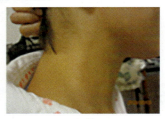

仰臥位　　　　　　　　半坐位　　　　　　　　立位

外頸静脈の緊張度は体位により影響を受ける。観察時には体位を考慮して判断する。半坐位でも怒張が見られる場合などは、閉塞性ショックを疑わせる所見である。

この症例は消化管からの出血を想定しているが、体位管理はどうするのかも考察する。下肢を挙げることに問題はないか? 下肢を挙げることで問題はないか? 意識レベルが低下しているので、呼吸の管理を優先すべきなのか? なども話し合う。

◆活動方針を立てられているか?

この傷病者の場合は循環血液量減少性ショックという診断ができているか? それに引き続いて輸液に適応であるという報告ができているか? 特定行為が正しく施行されているか? が問題となる。これらを現場で行うべきなのか? 救急車内で行うべきなのか? などを話し合う。

◆収容依頼がきちんと行われているか?

収容依頼ではこの傷病者の病態を伝えて、緊急度・重症度を伝えないといけない。ショックの徴候の5P(蒼白、冷汗、虚脱、脈拍触知不能、呼吸の促拍から循環血液量減少性ショックであり、消化器系の出血が疑われること、緊急止血術が施行できるような施設を選定しているかなどが問題となる。

◆特定行為は正しく行われているか?

ショックの徴候を確認した後は、特定行為を行う。急速な輸液を行うが、そのときの手技(静脈路確保)に問題がないかとどうかビデオなどを用いて確認する。清潔操作や手技の問題点なども話し合う。

訓練時にはアクシデントが発生したときはどうするかも併せて話し合うとよい。どんなアクシデントが考えられるか? もし針刺し事故が起こった場合や点滴が2回失敗したらどうするか? 対策はどうするか? も話し合っておけば現場で遭遇したときに慌てずに対処することができる。

09 脳出血（小脳）［POT症例10］

通報内容

出動指令	4：40
傷病者	65歳、男性
主訴	めまい、気分不良、嘔気
通報者	家族
現病歴	夜中の3時頃、トイレに起きようとしていたら、めまいと気分不良、嘔気が出現した。何か悪いものでも食べたのかなと思っていたら、徐々に症状は悪化していくので救急車を呼んだ。糖尿病はあったが内服で管理していた。高血圧、血をサラサラにする薬を処方されている。真面目な人で、欠かさずに飲んでいるらしい。昨晩は孫がきていて、はしゃいでいたという。
既往歴	高血圧
内服薬	血液をサラサラにする薬
時間	発症後すぐに通報
食事	昨晩
ADL	問題なし
アレルギー	なし

理学的所見の解説

〈顔面〉

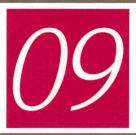

対光反射：正常　　全体に青ざめている
　　　　　　　　　チアノーゼの所見

〈心　音〉正常音
〈呼吸音〉正常

〈胸部〉

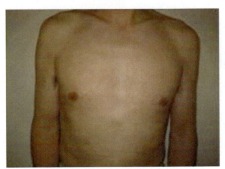

特に所見なし

〈頸部〉

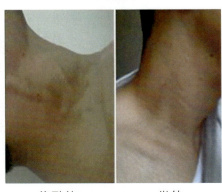

仰臥位　　坐位

〈 12誘導心電図 〉　　　　　　　　　　　　　　　　〈 腹部所見 〉

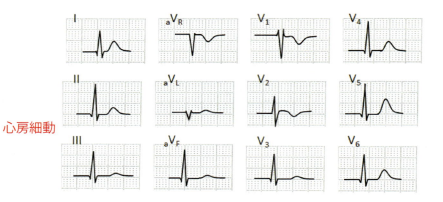

心房細動

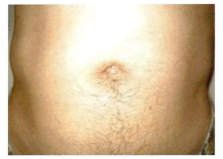

押さえても硬いところはなし

〈 上肢 〉

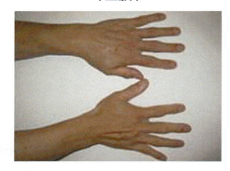

〈 神経所見（上肢）〉　　　　　　　〈 下肢 〉

特に動かない場所はないが手を伸ばすと不規則に揺れる　手はしっかり握れる（錐体外路症状）

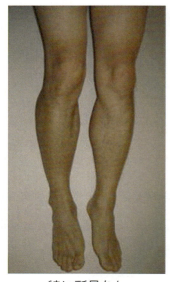

特に所見なし

リフィリングタイム：2秒

〈 便・尿 〉

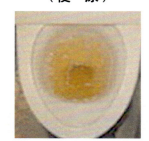

特に所見なし

Memo

理学的所見より考察される病態

・めまい、気分不良、意識障害。
・麻痺（右半身）、呂律が回らない、心房細動。
※めまいは船に乗ったようなめまいである（動揺性のめまい）。

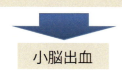

小脳出血

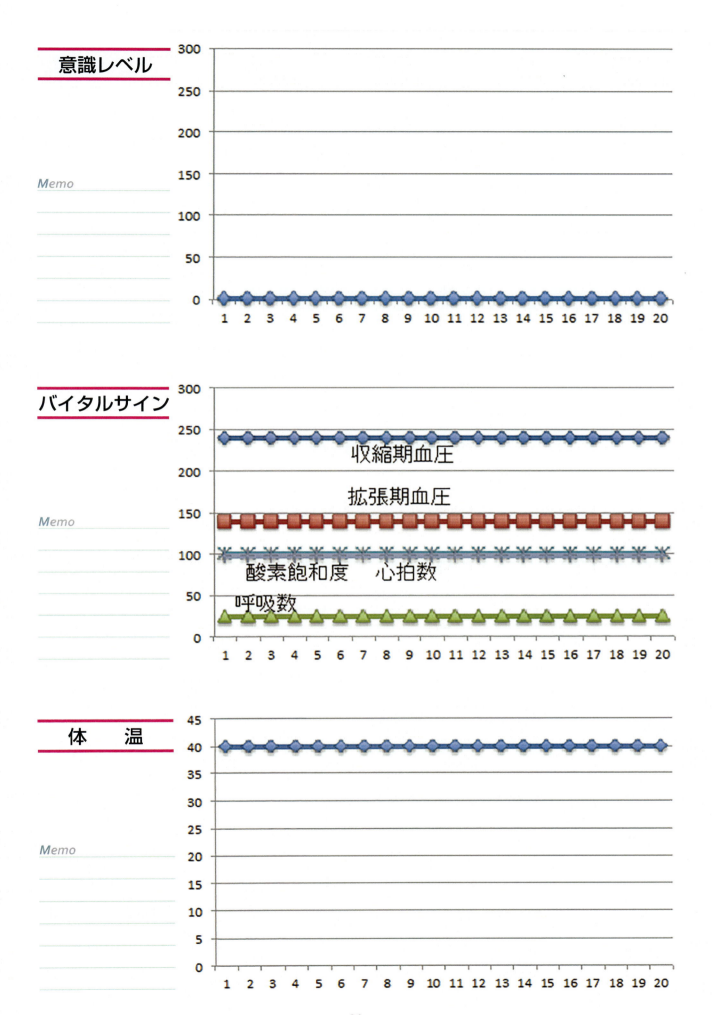

救急活動の指導ポイント

◆脳出血の病態が観察できているか（状況評価、初期評価、全身観察）？

　この症例で観察できる所見は、麻痺（右半身）、呂律が回らない、心房細動である。この症例では脳卒中を疑うべき病歴や身体所見を観察できるかという点がポイントとなる。

　脳出血は高血圧、糖尿病などによる動脈硬化に起因することが多い。これらの既往があるかどうかも観察や問診には重要なポイントである。主に、血圧管理が不良の場合に発症しやすい。血圧コントロールが良好な人でも発症することがあるので注意が必要である。ほかには疾患や投薬の関係で血液の凝固系が低下している場合である。疾患では肝硬変、血友病などが考えられる。投薬の関係では脳梗塞の予防薬であるアスピリンなどを服用していると、発症後に血腫が大きくなりやすいことはしばしば経験されている。

　臨床症状では意識障害や片麻痺を認めることが多い。痙攣で発症したり、意識障害の軽いものでは、頭痛を主に訴えるものもあり、出血の部位により構語障害（呂律が回らない）、失語、同名半盲（両眼で視野の半分が欠損する）、また、ごく稀に片側上下肢、もしくは、上肢のみや下肢のみの軽いしびれ感や脱力感、無症状のものまである。これらを観察することも大切である。

◆活動方針を立てられているか？

　この症例の活動のポイントは、脳卒中を疑うべき病歴や身体所見を観察して早期に搬送できるかということ、搬送途中の病態の変化を観察することである。特に、脳内の出血が進行することで、脳ヘルニアなどになっている場合は時間経過ごとに呼吸や意識レベルの変化があるので、それを判断できるかどうかが大切である。

　また、脳圧が上昇することが考えられるので、体位管理にも注意する。しかし、バッグ・バルブ・マスクによる呼吸管理が必要な場合は、仰臥位にせざるを得ない。活動後の振り返りでは体位管理についても話し合う。

◆収容依頼がきちんと行われているか？

　この症例で観察できる所見は、麻痺（右半身）、呂律が回らない、心房細動であるので、これらの症状を伝え脳卒中疑いであることを伝える。しかし、脳梗塞なのか脳出血なのかは現場で判断することは難しい。脳梗塞なのか脳出血なのかによって、治療方針が異なるために、神経学的に無症状だった最終的な時間を伝えるようにする。

　補足的な情報として高血圧、糖尿病などの既往、血圧コントロールが良好なのかどうか、血液の凝固系が低下している場合、服薬内容なども報告することは有効である。また、セカンドコールで時間経過ごとに呼吸や意識レベルの変化も報告することが望ましい。

10 熱中症 [POT症例36]

通報内容

出動指令	15：40
傷病者	28歳、男性
主訴	意識障害
通報者	通行人
現病歴	初夏の午後3時の公園。気温は30℃であるが、雨上がりの湿度が高い状態。散歩中の通行人からの通報。近くの公園で倒れているのを、公園に遊びにきていた人に発見される。フラフラして倒れ込んで、意識消失したとのこと。朝から運動していたようである。
既往歴	不明
内服薬	不明
時間	不明
食事	不明
ADL	不明
アレルギー	不明

理学的所見の解説

〈顔面〉

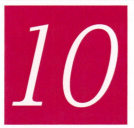

対光反射：正常　　乾燥

〈心　音〉正常音
〈呼吸音〉正常

〈頸部〉

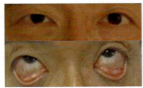

仰臥位→半坐位では外頸静脈は確認できない

仰臥位

〈12誘導心電図〉

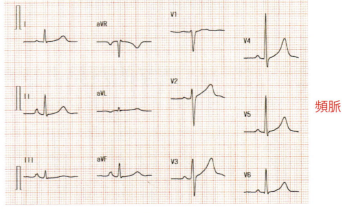

頻脈

〈手・指〉

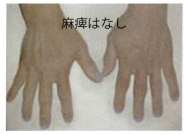

麻痺はなし

リフィリングタイム：3秒
末梢循環不全

少し汗がある　熱い
高体温

〈腹部触診所見〉

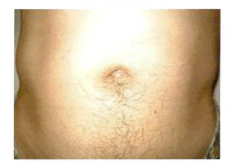

特になし

〈胸部〉

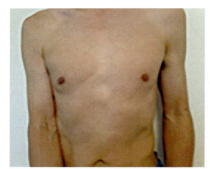

少し汗がある　**熱い**
高体温

〈背部〉

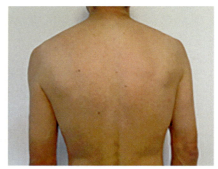

少し汗がある　熱い
高体温

〈神経所見（上肢）〉

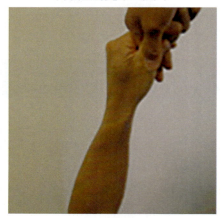

麻痺なし

〈下肢〉

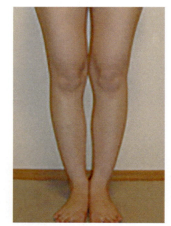

麻痺はなし　少し汗ばんでいる

理学的所見より考察される病態

- 外部環境
- 意識障害
- 皮膚所見（腫脹、紅潮）
- 高体温

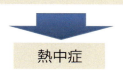

熱中症

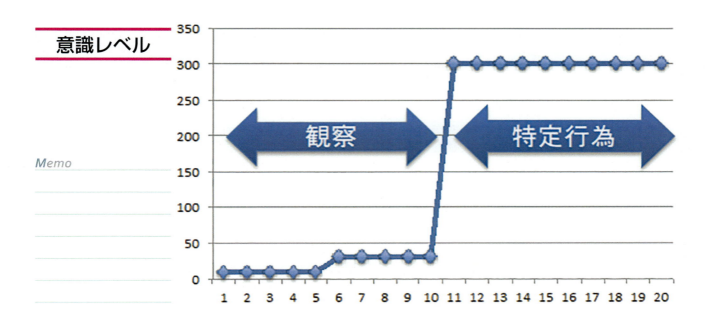
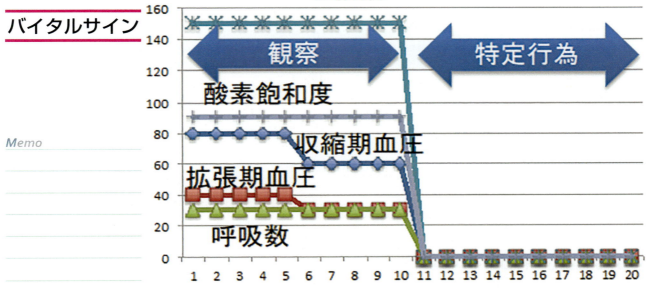
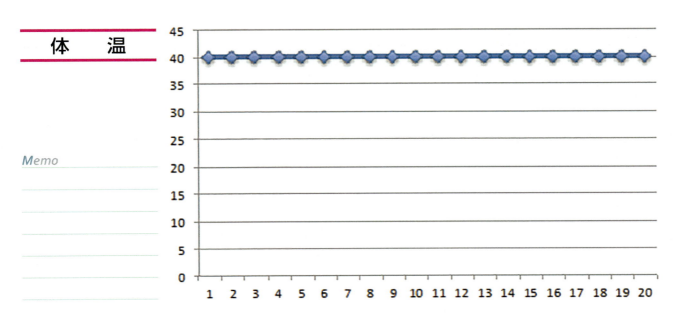

救急活動の指導ポイント

◆熱中症の病態が観察できているか（状況評価、初期評価、全身観察）？

この症例で観察すべき点は、外部環境、意識障害、皮膚所見（腫脹、紅潮、古典的熱射病では、皮膚は高温となり乾燥する。労作性熱射病では、発汗が比較的よくみられる）、高体温（体温は 40℃を超え、46℃を超えることもある）などである。労作および高温環境の過程から通常明白である。熱中症は広範な中枢神経系機能障害が特徴であるので、錯乱からせん妄、発作および昏睡まで見られる。これらの神経所見はないかどうかも確認する。循環器系では頻脈がよく見られる。呼吸は頻呼吸である。

◆活動方針を立てられているか？

この症例の活動方針は、高熱環境からの傷病者の離脱（車内収容とか冷所環境に搬送）、体温を下げる（冷却）、循環血液量が低下していたらそれを補充するための輸液などが考えられる。その他、医療機関への早期搬送である。医療資源（医師）などを現場に呼ぶ、ドクターカー、ドクターヘリなども考慮の対象となる。場合によってはトラウマバイパスの適応となり、近隣の医療機関での治療などを行うことも活動の考慮に入れる。

◆収容依頼がきちんと行われているか？

この症例は労作および高温環境の過程から熱中症であることは通常明白である。緊急度が高く、なおかつ重症度も高いことを伝えるようにする。心肺停止の危険がある場合などはその旨を含めて報告する。輸液などの特定行為が必要な場合は、その必要性も説明しなければならない。これらのポイントを振り返りで議論する。

◆心肺停止後の処置は適切か？

この症例の蘇生のポイントは、熱中症は背景に循環血液量の低下によるショックがあり、それの最終的な形での心肺停止となる。心肺停止時は既に代謝性アシドーシスが進行していることが多いので、蘇生自体は難しいことが多い。蘇生が成功した場合でも、体内の代謝がもとに戻る前までは再心肺停止などのリスクは高い。

◆BLS は正しく行われているか？

振り返りで確認するのは BLS が適切に行われているかどうかである。ガイドラインに沿っているかどうか、客観的な座標で正しく胸骨圧迫が行われているかどうかを確認することが大切である。

◆特定行為は正しく行われているか？

気管挿管または上気道デバイスによる気道確保、静脈路確保の手技に関しては、清潔操作が正しく行われているかどうか確認する。上気道デバイスによる気道確保を選択した場合は、なぜそれを選択したのかを議論する。

◆CCF は基準値を満たしているか？

胸骨圧迫を絶え間なく行うことが、この症例に限らず救急活動の中では重要となる。どうしたら無駄なく、絶え間ない胸骨圧迫ができるのかを、ビデオとシミュレーターから得られる結果を見ながら考察する。

11 糖尿病性ケトアシドーシス
[POT症例23]

通報内容

出動指令	12:40
傷病者	20歳、男性
主訴	意識障害
通報者	家族
現病歴	2日前から急に喉の渇きを自覚したため、水分を多めにとっていた。この頃から尿の回数も多くなった。前夜から気分が悪くなり食事もとれず一晩様子をみていたが、当日朝になって倦怠感、腹部の痛み、嘔気、嘔吐を繰り返し、起き上がれずに意識が朦朧としているため、家族が救急車を依頼した。こんなことは初めてらしい。
既往歴	なし
内服薬	なし
時間	不明
食事	不明
ADL	問題なし
アレルギー	なし

理学的所見の解説

〈顔面〉

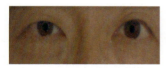

対光反射：正常

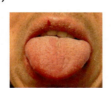

甘い匂い
口腔内は異常に乾燥、
甘い果物の匂いがする

〈頸部〉

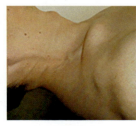

下肢挙上
下肢挙上で少し外頸静脈が確認できる
→循環血液量の減少

〈心音〉正常音
〈呼吸音〉正常

〈12誘導心電図〉

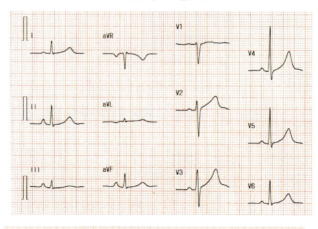

正常

〈神経所見（上肢）〉
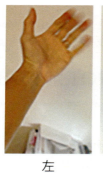
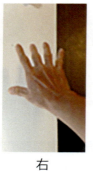
左　　　右

〈手〉
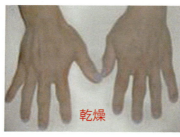
乾燥

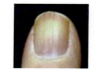
リフィリングタイム：2秒

〈胸部〉
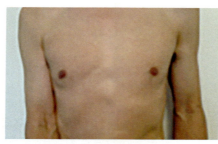
皮膚は全体的に乾燥している

〈腹部触診所見〉
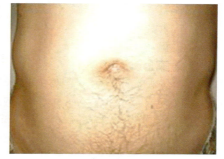
痛みあり
特に硬いところはなし

〈便・尿〉不明

〈下肢〉
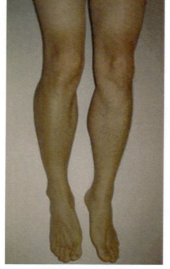
運動も感覚も正常

Memo

理学的所見より考察される病態

激しい口渇、多飲、多尿、体重減少、甚だしい全身倦怠感、胃腸症状（悪心、嘔吐、腹痛）、**Kussmaul（クスマウル）呼吸**。

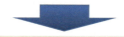

糖尿病性ケトアシドーシス

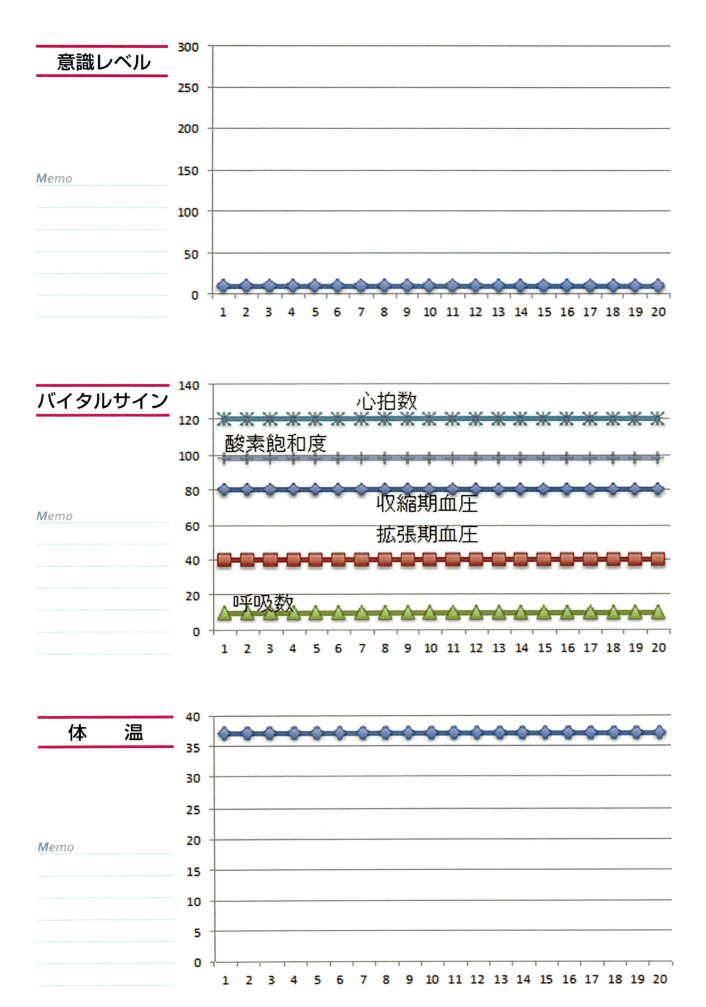

救急活動の指導ポイント

◆糖尿病性ケトアシドーシスの病態が観察できているか（状況評価、初期評価、全身観察）？

　糖尿病性ケトアシドーシス性昏睡はインスリンの欠乏が原因であり、主に1型糖尿病の傷病者で急にインスリンの中止によるものがあり、感染症などを契機としてインスリンの作用が欠如して高血糖となり昏睡が起こる。初発症状でも見られる。ただし、ケトアシドーシス性昏睡は2型糖尿病と診断されている傷病者でも起こることがある。この症例で観察すべき項目は、激しい口渇、多飲、多尿、体重減少、甚だしい全身倦怠感、胃腸症状（悪心、嘔吐、腹痛）、Kussmaul 呼吸である。糖尿病性ケトアシドーシス（diabetic ketoasidosis；DKA）は1～2日の経過で、急激な口渇感、多飲、多尿、倦怠感が出現して、脱水、意識障害、体重減少をきたす。特に気をつけないといけないのは腹痛であり、嘔吐を伴い、急性腹症と勘違いされることもある。アシドーシスを補正するために Kussmaul 呼吸が見られて、呼気のアセトン臭、口腔粘膜の乾燥、低血圧、頻脈を認める。血糖測定では 250mg/dL 以上を示す。臨床症状だけで糖尿病性ケトアシドーシスと非ケトン性高浸透圧性昏睡を鑑別するのは難しいといわれる。ケトアシドーシス性昏睡の傷病者ではケトン（アセトン）臭と呼ばれる独特の臭気がすることが多い。また非ケトン性高浸透圧性昏睡では時に片麻痺、錐体路徴候、共同偏視、Jackson 型痙攣など神経症状を伴う場合があり、脳血管障害と紛らわしいことがある。さらにどちらも昏睡を起こす前に嘔気、嘔吐などの消化器症状が見られることがあるので注意を要する。

◆活動方針を立てられているか？

　この症例の活動のポイントは、糖尿病性ケトアシドーシスを判断して、早期に治療可能な病院へ搬送することである。激しい口渇、多飲、多尿、体重減少、甚だしい全身倦怠感、胃腸症状（悪心、嘔吐、腹痛）、Kussmaul 呼吸など観察すべき項目を観察できているかを、活動後の振り返りで確認する。

◆収容依頼がきちんと行われているか？

　報告のポイントは意識障害の原因が糖尿病性ケトアシドーシスであることを伝えることである。初発症状や2型糖尿病でも見られることがあるので、呼気のアセトン臭や Kussmaul 呼吸など特徴的な所見は報告時に伝えるべきである。その他の激しい口渇、多飲、多尿、体重減少、甚だしい全身倦怠感、胃腸症状（悪心、嘔吐、腹痛）も補足的に報告すべきである。

12 髄膜炎 [POT症例8]

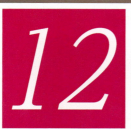

通報内容

出動指令	10:40
傷病者	40歳、男性（単身赴任中）
主訴	意識障害・発熱
通報者	駅員
現病歴	3日前、37.5℃の発熱および頭痛を自覚し、自宅にあった解熱薬を飲んで就寝していた。来院2日前、頭痛も出現したため近医受診し、抗生剤を処方されて様子をみていた。昨日から全身倦怠感および頭痛がひどく、仕事ができずに終日休んでいた。本日、単身赴任先から自宅へ帰る途中の駅で倒れ込み、搬送依頼があった。現場到着時、少し錯乱状態で何を言っているのかわからない。その後、突然の嘔吐があった。
既往歴	不明
内服薬	不明
時間	3日前、時間は不明
食事	不明
ADL	不明
アレルギー	不明

理学的所見の解説

〈顔面〉

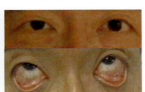

対光反射：正常

瞳孔を観察すると眩しがる（羞明）

全体に青ざめている
チアノーゼの所見

〈心　音〉正常音
〈呼吸音〉正常

〈12誘導心電図〉

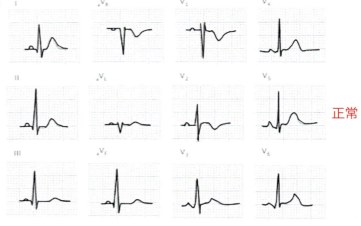

正常

〈頸部〉

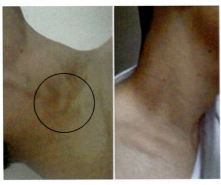

仰臥位　　　坐位

〈上肢〉

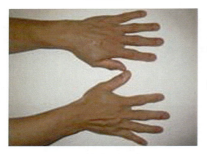

リフィリングタイム：2秒

〈胸部〉

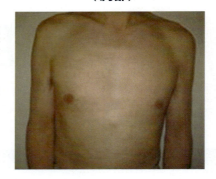

〈神経所見〉

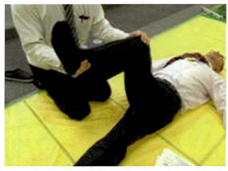

仰臥位の患者の股関節を屈曲。次いで膝関節を屈曲させた位置から徐々に被動的に伸展させたが、膝関節が曲がったままで伸展ができない
ケルニッヒ (Kernig) 徴候陽性

〈腹部触診所見〉

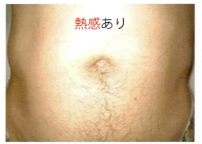

熱感あり

押さえても硬いところはなし

〈便・尿〉

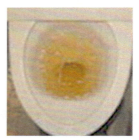

特に所見なし

〈下肢〉

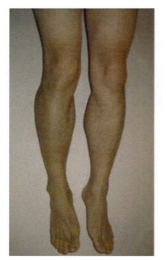

麻痺（－）　巣症状は考えにくい

Memo

理学的所見より考察される病態

発熱、髄膜刺激症状、意識障害

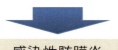

感染性髄膜炎

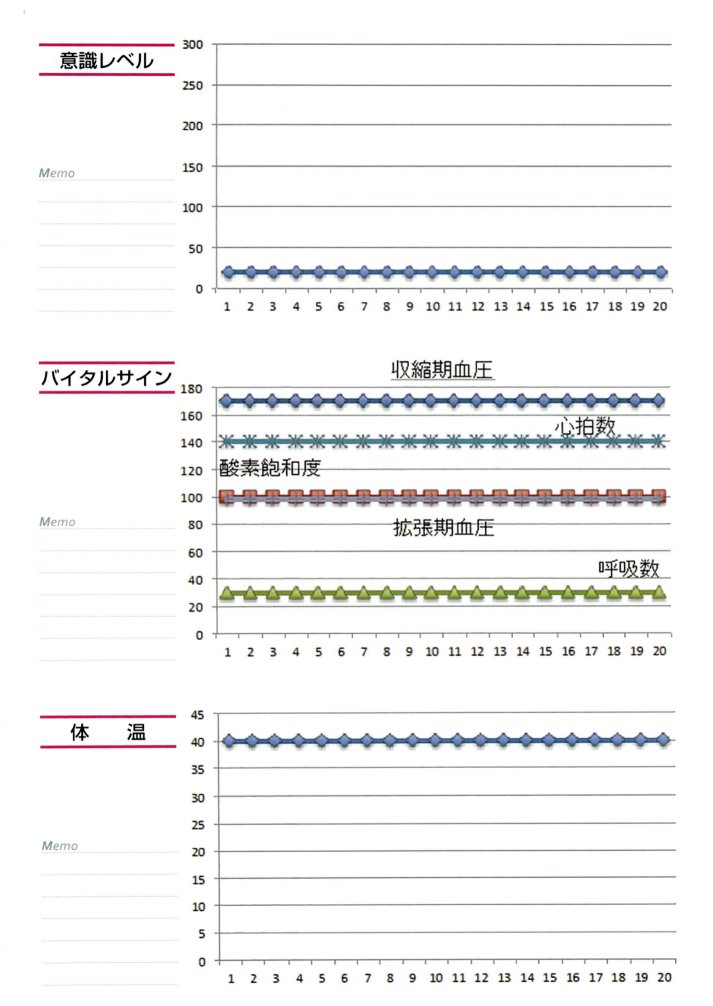

救急活動の指導ポイント

◆髄膜炎の病態が観察できているか（状況評価、初期評価、全身観察）？

　この症例で観察される所見は発熱、髄膜刺激症状、意識障害である。特に観察しなければならないのは髄膜刺激症状があるかどうかである。頭痛を訴える傷病者においては髄膜刺激徴候の有無は必ず観察しておかなければならない観察項目である。嘔気、嘔吐などがあるかどうかの問診と、髄膜刺激徴候として「項部硬直」、「ケルニッヒ徴候（Kernig sign）」の有無を観察する。特に、項部硬直の有無は現場で手軽にできる。「項部硬直」は仰臥位で、枕はない状態で傷病者に全身の力を抜くように指示し、検者が被検者の後頭部を抱えて持ち上げ他動的に前屈させ、その際の頸部の抵抗を観察する。これが活動で行われていたかを確認する。

　本症例の振り返り時に髄膜炎を疑うべき病歴や身体所見を確認する。典型的な症状と徴候としては発熱、頭痛、嘔吐、羞明、項部硬直、傾眠、錯乱、昏睡、皮疹である。発熱、項部硬直、意識障害を髄膜炎の三徴というが、これら三徴がすべて揃うのは髄膜炎患者全体の 2/3 以下とされており（Durand ML ,et al：N Engl J Med 328:21-28,1993）、決して多くない。皮疹は時として有用な情報となる。その他、役立つ臨床情報は、最近の頭頸部，耳鼻科領域の感染症（感冒症状含む）、肺炎、心内膜炎、尿路感染症、頭部外傷（穿通性骨折や頭蓋底骨折）、VP シャント、ステロイド使用、HIV（ヒト免疫不全ウイルス）感染、最近の髄膜炎患者への曝露歴、最近の旅行歴（髄膜炎菌流行地域）などが挙げられる。

◆活動方針を立てられているか？

　この症例での活動のポイントは、髄膜炎を診断して正しく病院選定できているかどうかである。観察から判断して搬送がスムースに行われているか？　診断から病院選定まで短時間に行われているか？　観察はしっかり行われているか？　これらのことを、記録したビデオを見ながら振り返りで議論する。

◆収容依頼がきちんと行われているか？

　この症例は髄膜炎が疑われるので、収容依頼では観察された所見としては発熱、髄膜刺激症状、意識障害（髄膜炎の三徴）がある。特に髄膜刺激徴候の有無を病院への報告の中に盛り込むことを忘れてはならない。ほかに、発熱、頭痛、嘔吐、羞明、項部硬直、傾眠、錯乱、昏睡、皮疹である。その他の情報として最近の頭頸部、耳鼻科領域の感染症などや最近の旅行歴（髄膜炎菌流行地域）などの付属的な情報も盛り込むとよい。

13 腎不全 [POT症例31]

通報内容

出動指令	20：40　海辺の町の一般住宅（独居）からの救急要請。
傷病者	50歳、男性
主訴	意識障害
通報者	隣人
現病歴	隣人が朝、回覧板を届けにに行ったが呼び出しに出てこなかった。部屋を覗いたときに、布団の上で意識朦朧の傷病者を発見。直ちに救急要請を行った。隣人とはあまりつきあいはないため、詳細は知らない。通常使用している薬も見当たらない。天候はやや強い雨、室温は20℃前後で、特に寒さや暑さはない。最近、体調不良とは聞いていた（隣人の妻の話）。
既往歴	不明
内服薬	不明
時間	不明
食事	不明
ADL	不明
アレルギー	不明

理学的所見の解説

〈顔面〉

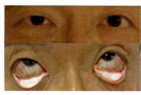
対光反射：正常

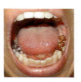
結膜が白い

〈心音〉正常音
〈呼吸音〉肺水腫による断続性・低張性ラ音

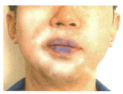
隣人："顔が大きくなった"
顔面浮腫

〈頸部〉

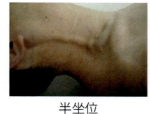
半坐位
半坐位でも外頸静脈が怒張している

〈12誘導心電図〉
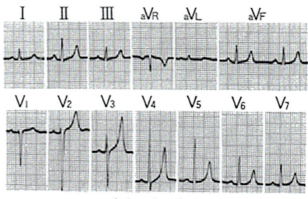
高カリウム血症

〈上肢〉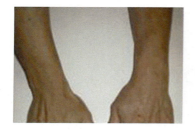

〈手・指〉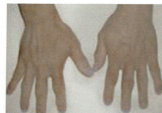

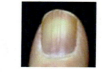
リフィリングタイム：3秒

〈神経所見〉
口の周りがしびれる

〈腹部触診所見〉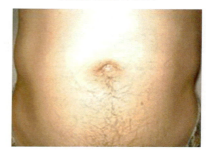
柔らかい　押さえても痛みなし

〈胸部〉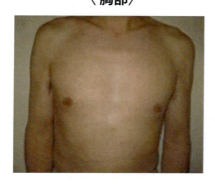

〈背部〉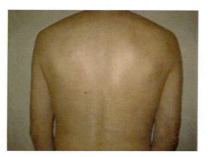
少しむくんだ感じ（布団の跡がある）

〈下肢〉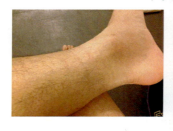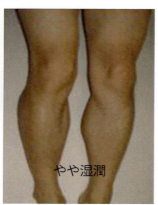
やや湿潤

〈便・尿〉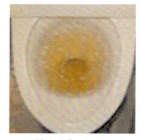
回数は減っている

理学的所見より考察される病態

- 眼瞼結膜が蒼白（貧血所見）。
- ショックバイタル（5P）、半坐位で血圧低下。
- 電解質異常
- 交感神経刺激症状（心拍数上昇、末梢循環不全）

↓

腎不全（高カリウム血症、うっ血性心不全）

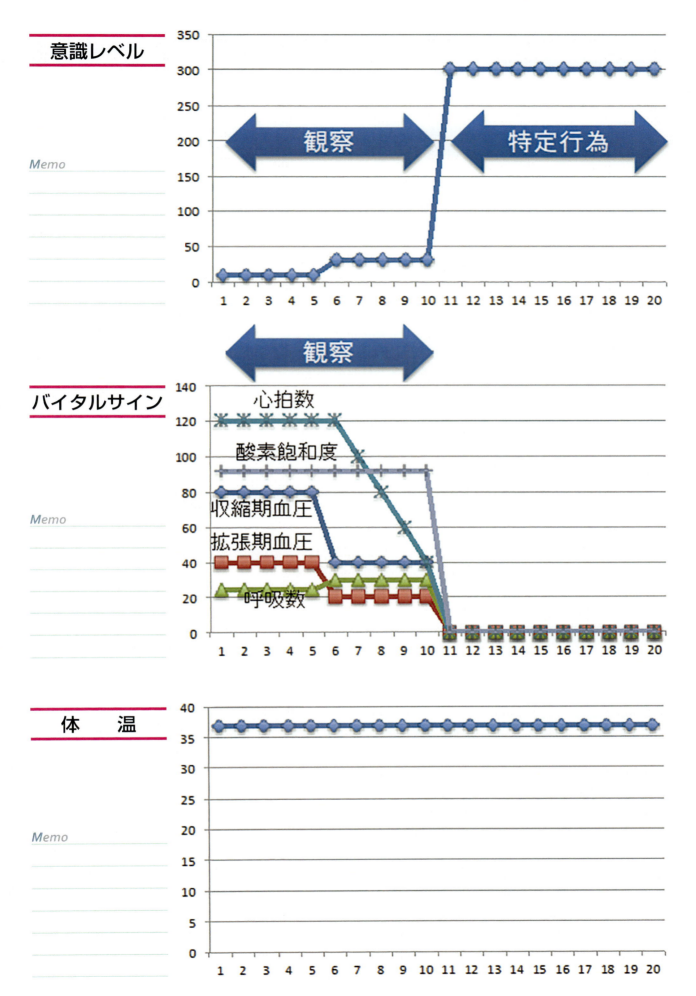

救急活動の指導ポイント

◆腎不全の病態が観察できているか（状況評価、初期評価、全身観察）？

観察すべき点は、眼瞼結膜が蒼白（貧血所見）、ショックバイタル（5P）、半坐位で血圧低下、心電図から電解質異常がある、交感神経刺激症状（心拍数上昇、末梢循環不全）であり、現場到着してから、意識の確認、呼吸数・脈拍の確認を行い意識レベルが2桁で、ショックバイタルである。眼瞼結膜が蒼白、高カリウム血症、全身浮腫、肺水腫（軽度）となっており、これらは腎不全を疑わせる所見である。交感神経刺激症状があり、これらの症状が容量負荷（下肢挙上）で増悪するが、逆に上半身を挙上させるとショック状態が改善する。このことから心不全状態であり、その原因が腎不全からくる容量負荷によるものであることを観察する。

◆活動方針を立てられているか？

この症例の活動方針としては、容量負荷による心不全の増悪を避ける、心不全のために起こる肺水腫による低酸素をいかに改善させるか、高カリウム血症による致死性不整脈の予防である。容量負荷による心不全の増悪を避けるためには、体位管理しかない。起坐位をすることで改善を図る。しかし、バッグ・バルブ・マスクによる呼吸管理をする場合は起坐位では難しい場合もある。これは、振り返りの際、どちらがよいのか議論する。心不全のために起こる肺水腫による低酸素をいかに改善させるかであるが、基本的には酸素投与による管理しかない。しかし、フェイスマスクではFiO_2を改善するにも限界がある。このときはバッグ・バルブ・マスクによる呼吸管理をすることも考慮する。高カリウム血症による致死性不整脈の予防であるが、除細動パッドを早くから装着するなどの対策をとる。

◆収容依頼がきちんと行われているか？

眼瞼結膜が蒼白（貧血所見）、ショックバイタル（5P）、半坐位で血圧低下、心電図から電解質異常がある、交感神経刺激症状（心拍数上昇、末梢循環不全）であることなどを伝え、腎不全によるうっ血性心不全であることを伝える。

心停止のリスクが高いこと、高カリウム血症が進んでおり、緊急透析が必要であることなどから、搬送先を選定する。

◆心肺停止後の処置は適切か？

この症例は腎不全であり、医療機関で人工透析を行い、心臓への容量負荷を減らさなければいけない。心停止に至った場合は代謝性アシドーシスが進行していることがあり、蘇生は難しいことが予想される。もし、蘇生に成功したとしても高カリウム血症により再度のVFに陥る危険性は高い。

◆BLS は正しく行われているか？

BLSが適切に行われているかどうかは振り返りのときに確認する。ガイドラインに沿っているかどうか、客観的な座標で正しく胸骨圧迫が行われているかどうかを確認することが大切である。

◆特定行為は正しく行われているか？

気管挿管または上気道デバイス気道確保、静脈路確保の手技に関しては、教育機関で学んだことが正しく行われているかを確認する。この症例は肺野から湿性ラ音（断続性・低調性ラ音）が聴取されている。有効換気が行われるためには気管挿管が有利な点が多い。しかし、LT（ラリンゲルチューブ）などを選択する場合もある。上気道デバイスによる気道確保を選択した場合はなぜそれを選択したのかを議論する。

◆CCF は基準値を満たしているか？

胸骨圧迫を絶え間なく行うことが、この症例に限らず救急活動の中では重要となる。どうしたら無駄なく、絶え間ない胸骨圧迫ができるのかを、ビデオとシミュレーターから得られる結果を見ながら考察する。

14 心筋梗塞（右冠状動脈）
[POT 症例 4]

通報内容

出動指令	9:40　田舎の介護施設からの救急要請。
傷病者	55歳、男性
主訴	胸痛
通報者	介護施設職員
現病歴	早朝（まだ暗い）、食事の時間になっても起きてこないために、臨時職員が部屋（個室）を覗いたときに、布団の上で胸を苦しそうにしている傷病者を発見。直ちに救急要請を行った。天候はやや強い風がある曇り、室温は20℃前後で、特に寒さや暑さはない。昨晩は夜12時前後には就寝した。数日前から体調不良を訴えていたらしい（隣部屋の人からの情報）。昨晩は変わったことはなかったとの報告は同僚から聞いていた。
既往歴	不明
内服薬	不明
時間	昨日の19:00
食事	7:00
ADL	問題なし
アレルギー	なし

理学的所見の解説

〈顔面〉

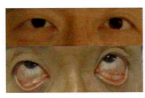 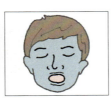

対光反射：正常　　全体に青ざめている
　　　　　　　　　チアノーゼの所見

〈頸部〉

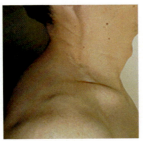

外頸静脈怒張

半坐位

〈心　音〉正常音
〈呼吸音〉正常

〈12誘導心電図〉

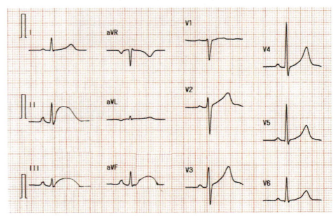

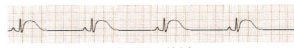

ST上昇、徐脈

〈手・指〉

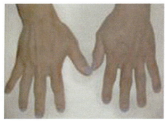

リフィリングタイム：3秒

湿潤
循環不全

〈胸部〉

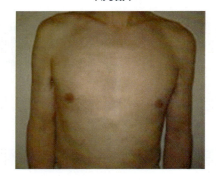

〈背部〉

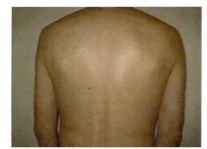

少しむくんだ感じ（布団の跡がある）

〈腹部触診所見〉

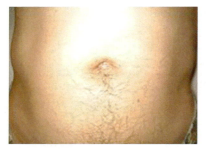

硬くはない　押さえても痛がらない

〈下肢〉

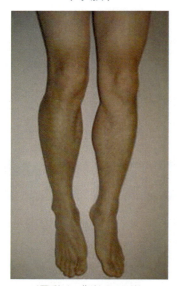

運動も感覚も正常

〈便・尿〉

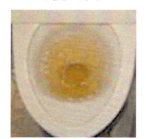

特に所見なし

Memo

理学的所見より考察される病態

- 高度徐脈
- 両肺野呼吸音は正常
- 12誘導心電図でSTの上昇
- 頸静脈怒張

⬇

心筋梗塞（右冠状動脈）

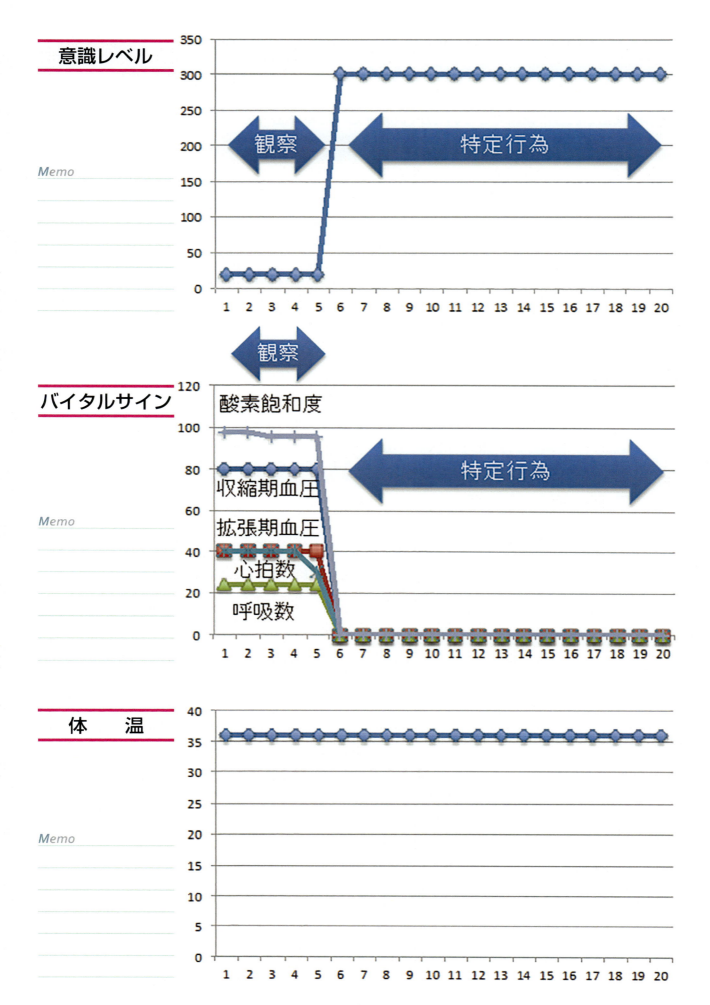

救急活動の指導ポイント

◆心筋梗塞の病態が観察できているか(状況評価、初期評価、全身観察)？

　現場到着時は意識の確認、呼吸数、脈拍の確認を行い、意識レベル(JCS)20であるが、6分後からJCS 300であり心肺停止に至る。12誘導心電図からは、右冠動脈領域の梗塞の所見がある。バイタルは徐脈が主症状になっている、心原性のショックである。以上の所見から、急性に発症した右冠動脈領域の心筋梗塞による徐脈性の心原性ショックである。12誘導心電図が診断の決め手になる。これを到着してすぐ観察して搬送先を決めなくてはならない。

◆活動方針を立てられているか？

　急性心筋梗塞であるので、以下が活動のポイントになる。
　①不整脈(VFなど)の発生が活動中に起こるリスクは高い。心電図ではVPCが散発しているので、早急に除細動ができる活動が要求される。これを救急隊3名がこのリスクを共有しているかどうかが活動を左右する。
　②隊長が、虚血性心疾患であり、早期搬送し、心臓カテーテルを行う必要性を観察から判断しなければならない。
　③徐脈が主症状なので、場合によっては体外式ペースメーカーなどができる施設への搬送もありうる。そのような計画が立てられるかが活動のポイントである。

◆収容依頼がきちんと行われているか？

　収容依頼には虚血性心疾患を疑うことを伝えて、その根拠を述べているかどうかを評価する。バイタルサインのみ伝えて、機械的な報告になっていないかどうか？ 急性の心不全状態になっていることを伝えているか？ 心原性ショックであり、緊急度・重症度が高いことを伝えられているか？ などを評価する。

◆心肺停止後の処置は適切か？

　この症例の蘇生のポイントは、
　①この症例は心筋梗塞であり、VFなどの不整脈による心肺停止になっている。蘇生には反応しやすいことが予想される。
　② BLSが正しく実施されているかを客観的に判断する。数値化することが重要である。シミュレーターには胸骨圧迫が正しく行われているかを評価するシステムが付いている。
　③ビデオを見ながら、床で行っているとき、ストレッチャー上で行っているとき、階段などで行っているときなど、シチュエーションによって胸骨圧迫が正しく行われているかを確認する。

◆BLSは正しく行われているか？

　振り返りで確認するのはBLSが適切に行われているかどうかである。ガイドラインに沿っているかどうか、客観的な座標で正しく胸骨圧迫が行われているかどうかを確認することが大切である。

◆特定行為は正しく行われているか？

　気管挿管または上気道デバイス気道確保、静脈路確保の手技に関しては、教育機関で学んだことが正しく行われているかを確認する。本症例は肺野から正常の呼吸音が聴取されている。有効換気が行われるためには気管挿管が有利な点が多いが、この症例で敢えて行う必要があるか考える。
　上気道デバイスの気道確保を選択した場合はなぜそれを選択したのかを議論する。アドレナリン投与は心拍数を上げる効果があるので投与は積極的にするべきなのかどうかも議論する。

◆CCFは基準値を満たしているか？

　胸骨圧迫を絶え間なく行うことが、この症例に限らず救急活動の中では重要となる。
　無駄なく、絶え間ない胸骨圧迫ができていのか、ビデオとシミュレーターから得られる結果を見ながら考察する。

15 急性消化管虚血
[POT 症例 21]

通報内容

出動指令	7:45　市内アパートからの救急要請。
傷病者	50歳、男性
主訴	腹痛、高熱、意識朦朧
通報者	本人
現病歴	50歳の独身男性からの連絡。職業は一人親方の建築業。問診時、話はできるがかなりきつそうである。昨日から少しお腹の調子がよくなかった。しかし、上腹部（左側）が痛むので救急要請。以前から、食後に痛むことがあった。特に医療機関にはかかっていない。最近、呂律が回らなくなることはあったが、気にしていないうちに治っていたらしい。現在は受け答えは普通である。
既往歴	なし
内服薬	なし
時間	不明
食事	不明
ADL	問題なし
アレルギー	なし

理学的所見の解説

〈顔面〉

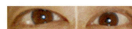
対光反射：正常

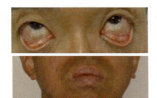

〈頸部〉

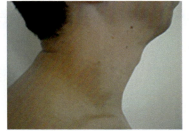
半坐位
外頸静脈は見えない

〈胸部〉

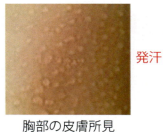
発汗
胸部の皮膚所見

〈心　音〉正常音
〈呼吸音〉断続性・低調性ラ音
　　　　（Coarse Crackle）

〈手・指〉

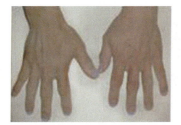

やや熱い　小刻みな震えあり

リフィリングタイム：3秒
末梢循環不全

〈12誘導心電図〉

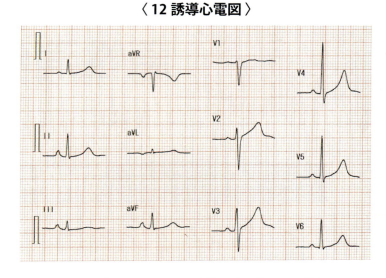

心房細動

〈下肢〉

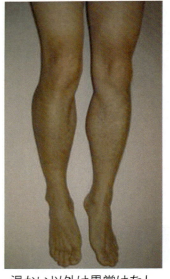

温かい以外は異常はなし

〈腹部触診所見〉

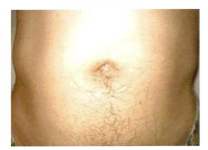

圧痛はほとんどなし
グル音は聴こえない→イレウス

〈便・尿〉

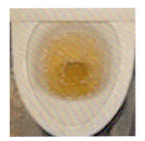

特に所見なし

理学的所見より考察される病態

腹痛、温かく湿った皮膚、振戦、頻脈（脈圧の上昇）、心房細動、動悸、腸管虚血の既往。

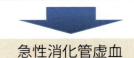

急性消化管虚血

Memo

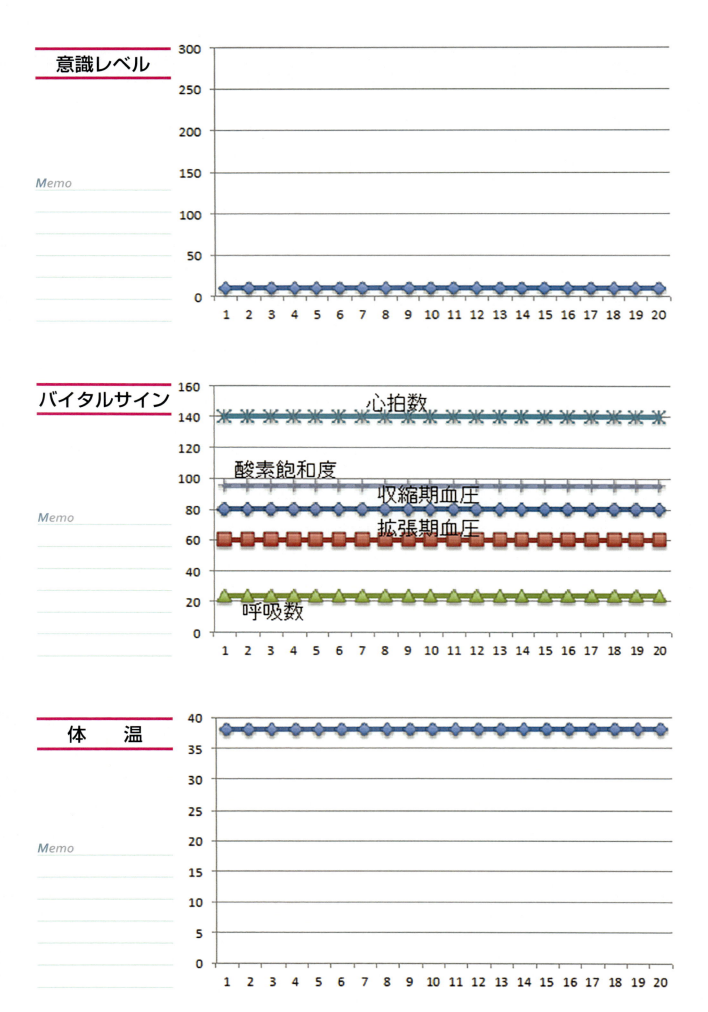

救急活動の指導ポイント

◆急性消化管虚血の病態が観察できているか（状況評価、初期評価、全身観察）？

　本症例で観察しなければならない所見は、腹痛、温かく湿った皮膚、振戦、頻脈（脈圧の上昇）、心房細動、動悸、腸管アンギナの既往である。これらの所見から腹部の疾患であり、腸管アンギナの既往から消化管の虚血を疑う。

　腹部所見の取り方の流れとしては、腹部の診察をする旨を告げ、了承を得る。視診→聴診→打診→触診という流れに従って行う。触診に際しては、傷病者にリラックスしてもらい、腹壁の緊張を取り除き、病歴確認など、傷病者に話しかけ、傷病者の注意が腹部に集中しないようにするなどの注意が必要である。実際に活動ではこのようにできているかをビデオで確認する。

　腸間膜虚血の早期の特徴は、重度の疼痛であるが、身体所見に乏しいことも多いといわれている。この症例では腹部は依然として柔らかく、圧痛はほとんどないか、まったくないので、腹膜刺激症状がないように感じられる。その後、壊死が起こるとともに、著明な腹部圧痛、筋性防御、筋硬直、腸雑音消失など、腹膜炎の徴候が現れる。便は潜血陽性となることがある（虚血の進行とともに可能性が高まる）。さらにショックの通常の徴候が発現し重症化する。今回は重篤化する前のプレショックに近い段階での観察になる。話し合いでは、今後は病態が進展していくのかも話し合う。

◆活動方針を立てられているか？

　活動は診断から搬送先の病院選定をどのように行うかである。特に特定行為が必要な症例ではないので、腹部所見を観察し、どういう疾患であるのかを予想することが訓練となる症例である。

◆収容依頼がきちんと行われているか？

　本症例で観察しなければならない所見は、腹痛、温かく湿った皮膚、振戦、頻脈（脈圧の上昇）、心房細動、動悸、腸管アンギナの既往である。これらの所見から腹部疾患であり、腸管アンギナの既往から消化管の虚血を疑うことを収容依頼で盛り込めるかが大切である。どのように報告したのか、また、どういう報告にすべきだったのかは振り返りのときに確認する。

16 高血糖 [POT症例24]

通報内容

出動指令	12:40　老人ホーム入所中、当日朝から意識が朦朧として、施設職員がおかしいと思って救急搬送を要請。
傷病者	75歳、男性
主訴	意識障害
通報者	老人ホーム職員
現病歴	職員によると3日前から風邪気味で身体のだるさを訴え、食欲も落ちていたが、お茶はよく飲んでいたという。こんなことは初めてらしい。搬送途中に痙攣あり。
既往歴	なし
内服薬	なし
時間	不明
食事	7:30
ADL	問題なし
アレルギー	なし

理学的所見の解説

〈頸部〉

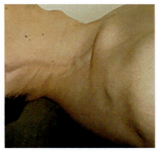

仰臥位

外頸静脈は観察できない
→循環血液量は減少

〈心　音〉　正常音
〈呼吸音〉　正常

〈12誘導心電図〉

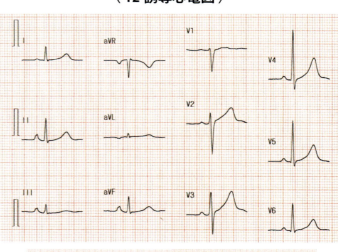

〈神経所見〉

搬送途中に痙攣あり
右手は自分では動かさない

〈手・指〉　　　　　　　　　〈胸部〉

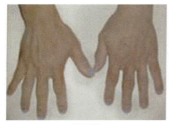

リフィリングタイム：2秒

乾燥

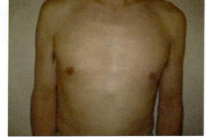
特に異常なし

〈下肢〉　　　　　　　　　〈腹部触診所見〉

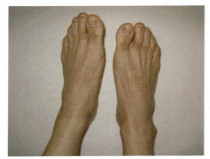
下肢は車いす生活で判断できない

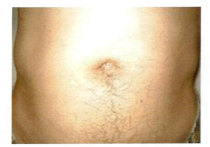
全体的に乾燥　全体的に柔らかい
押さえても痛いところはなし

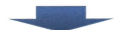
〈便・尿〉不明

理学的所見より考察される病態

激しい口渇、多飲、多尿、体重減少、意識障害、皮膚口腔粘膜の乾燥、痙攣、片麻痺

⬇

非ケトン性高浸透圧性昏睡（高浸透圧高血糖症候群）

Memo

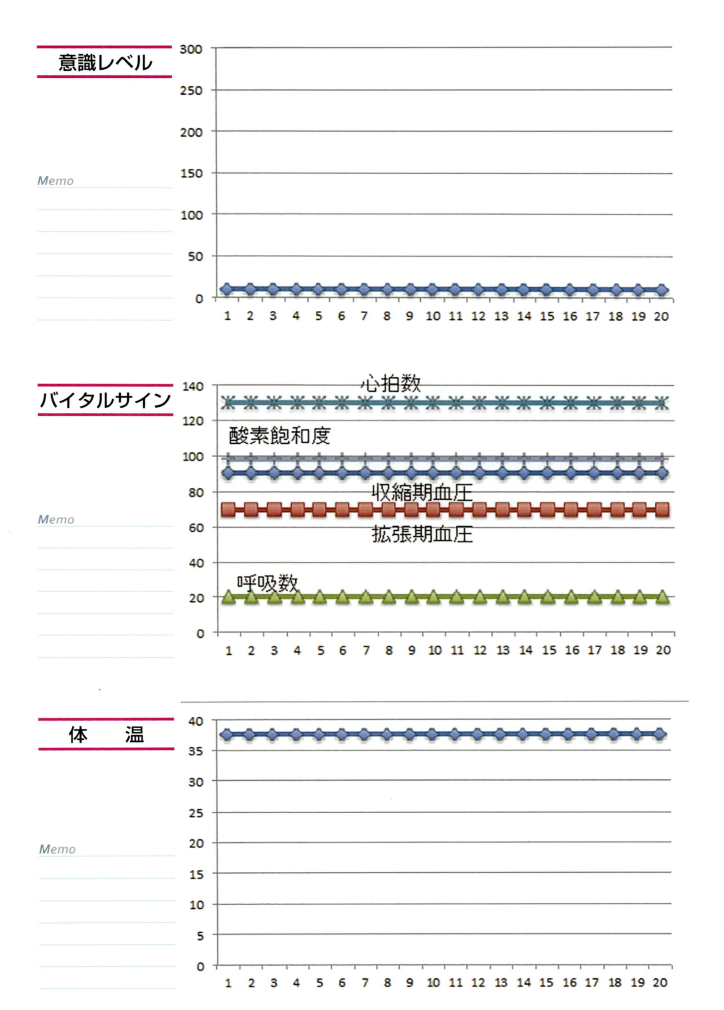

救急活動の指導ポイント

◆高血糖の病態が観察できているか（状況評価、初期評価、全身観察）？

高血糖の昏睡はインスリン分泌が保たれている２型糖尿病患者で、急性感染症、脳血管障害、心血管障害、手術、高カロリー輸液、利尿薬、ステロイド投与などによって発症しやすい。高齢者に多いとされているが、意外に高浸透圧高血糖症候群のおよそ半数が糖尿病治療の既往がないか、糖尿病の初発症状とされる。

この症例で観察しなければならないのは、激しい口渇、多飲、多尿、体重減少、意識障害、皮膚口腔粘膜の乾燥、痙攣や片麻痺の発生である。

低血糖のときは交感神経が優位に働くために、皮膚は湿潤になる傾向にあるが、脱水を伴う糖尿病性ケトアシドーシスや非ケトン性高浸透圧性昏睡は乾燥する傾向にある。観察の所見では、皮膚の性状をしっかり観察することが低血糖と高血糖の鑑別に役立つ。ここをしっかりと振り返りでは確認する。

高血糖の症状としては、多飲、多尿、体重減少から始まり、さらに高血糖状態が続くと、精神症状や反応低下、片麻痺などの神経局在症状が現れたりして、やがて昏睡に至る。非ケトン性高浸透圧性昏睡では数日から数週間かかることもある。また、過呼吸や腹痛、嘔吐などの消化器症状は DKA にほぼ限られるが、神経症状は高浸透圧高血糖症候群に多い。高血糖（600mg/dL 以上）で高い浸透圧であるが、ケトン体の産生は少ない。

非ケトン性高浸透圧性昏睡の傷病者は高齢者が多いことから、脱水を契機として昏睡を起こすケースが多い。これは高齢者では脱水状態になっても口渇感を覚えず、水分をあまりとらないことが高血糖の引き金になるためである。特に風邪などの発熱時には要注意であるし、問診のポイントでもある。

◆活動方針を立てられているか？

活動の方針はなぜ意識障害があるのかについてどのように考えるかである。医療機関への早期搬送を心がけることは第一であるが、その過程で観察所見から高血糖が予想されると次の判断は血糖測定を行うかである。痙攣があり、表面上は脳血管障害を疑ってもおかしくない。血糖測定は基本的には低血糖の診断のために行われるが、高血糖の診断も可能になる。これを行うべきなのかどうかを振り返りでは話し合うべきである。MC によっては、傷病者の利益になるなら高血糖、低血糖などの血糖異常が予見されれば血糖測定を行ってもよいということがある。高血糖のときに行うべきなのかも話し合ってみてはどうだろうか。

◆収容依頼がきちんと行われているか？

この症例は高血糖であるので、それを裏づける所見を報告に盛り込む。激しい口渇、多飲、多尿、体重減少、意識障害、皮膚口腔粘膜の乾燥などはそれを示唆する所見であり、これを報告に盛り込むことは大切である。痙攣があり、表面上は脳血管障害を疑ってもおかしくないので、活動によっては、脳血管障害を想定した報告になることも考えられる。振り返りではなぜそういう判断になったのかもしっかり話し合う。

17 緊張性気胸 [POT症例17]

通報内容

出動指令	14:35　呼吸困難感で救急搬送依頼。
傷病者	40歳、男性
主訴	呼吸困難
通報者	警備員
現病歴	既往歴は特記すべきことなし。喫煙係数は20本20年（5年前に禁煙）。14:34 前日に出現した安静時呼吸困難感が増悪してきたため、救急隊を要請した。14:41 救急隊現着時には意識清明であったが、呼吸困難感を訴え会話は不能であった。病院受け入れ要請中に状態悪化し、14:57 搬送中に意識消失。
既往歴	なし
内服薬	なし
時間	不明
食事	12:00
ADL	問題なし
アレルギー	なし

理学的所見の解説

〈顔面〉

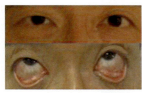

対光反射：正常　　全体に青ざめている
　　　　　　　　　チアノーゼの所見

〈頸部〉

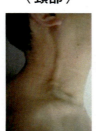

外頸静脈の怒張

坐位

〈呼吸音〉

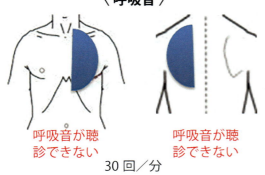

呼吸音が聴診できない　呼吸音が聴診できない
30回／分

〈心音〉小さくて聴こえない

〈12誘導心電図〉

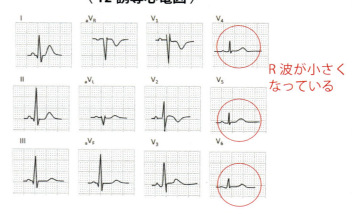

R波が小さくなっている

〈上肢〉

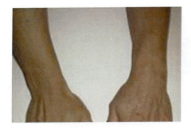

特に所見なし

〈神経所見〉
特記事項はなし

〈胸部〉

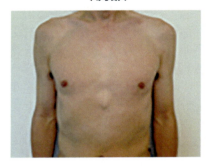

〈下肢〉

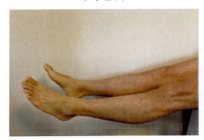

下肢は問題なく動かしていた

〈手・指〉

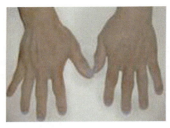

リフィリングタイム：3秒
循環不全

〈腹部触診所見〉

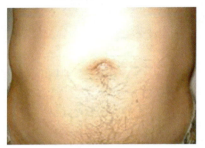

柔らかい　特に痛いところはなし

〈背部〉

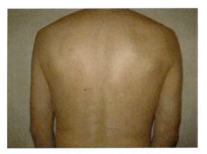

特に所見なし　やや冷たい

〈便・尿〉

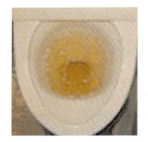

特に所見なし

理学的所見より考察される病態

- 片肺の呼吸音の消失
- 外頸静脈の怒張（胸腔内圧の上昇）
- ショックバイタル
- 12誘導心電図のV誘導の変化

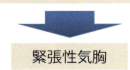

緊張性気胸

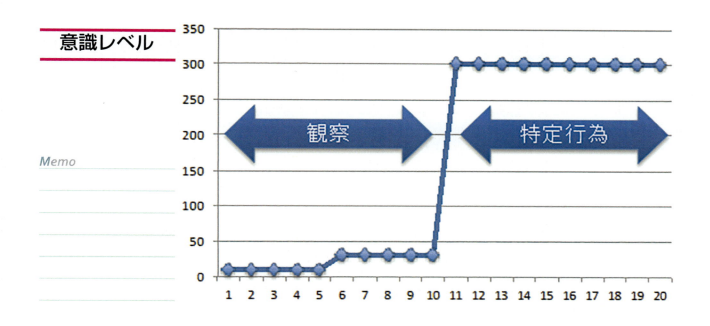

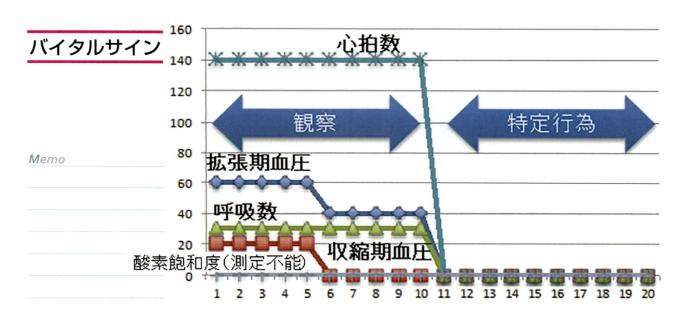

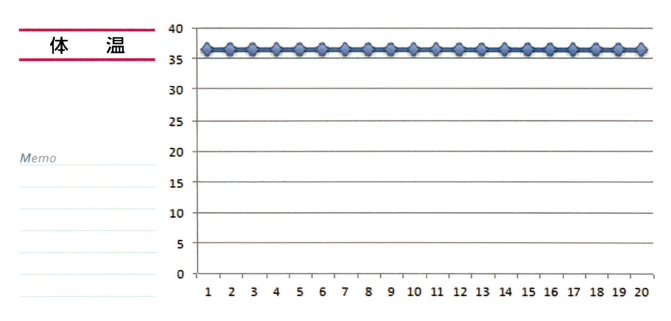

救急活動の指導ポイント

◆緊張性気胸の病態が観察できているか（状況評価、初期評価、全身観察）？

観察すべき点は、片肺の呼吸音の消失、外頸静脈の怒張（胸腔内圧の上昇）、ショックバイタル、12誘導心電図のV誘導の変化である。これにより、緊張性気胸であることが予想される。胸腔内圧が上昇していることを、外頸静脈の怒張で予想して、その原因として片肺の呼吸音の消失があるというのが観察の順番である。12誘導心電図の胸部誘導の変化などを観察できればかなり上級者である。

◆活動方針を立てられているか？

緊張性気胸は、胸膜腔内圧が進行性に上昇し、呼吸周期の間ずっと陽圧になり、肺が圧迫されて、縦隔が移動して、心臓への静脈還流が損なわれるレベルの内圧まで上昇することに起因する。空気は胸膜腔へ入り続けるが、出ることはできない。適切な治療（つまり脱気）を行わなければ心肺停止に至る。つまり、診断をしっかりした後は適切な治療（つまり脱気）を行える医療機関へ搬送を急ぐことになる。

また、医療資源（医師）などを現場に呼ぶ、ドクターカーやドクターヘリなども考慮の対象となる。場合によってはトラウマバイパスの適応となり、近隣の医療機関で当座の脱気などを行うことも活動の考慮に入れる。

◆収容依頼がきちんと行われているか？

この症例の収容依頼のポイントは、
①緊張性気胸で緊急度が高いこと
②重症度も高いこと
③場合によっては心停止になり得る可能性があること
である。また、医療資源（医師）などを現場に呼ぶ、ドクターカーやドクターヘリなども考慮の対象となるため、MCの医師にその必要性があるかなども含めた報告を心がける。トラウマバイパスの適応となる場合は、近隣の病院への収容依頼になる。このときも、その必要性が高いことを伝えるようにする。

◆心肺停止後の処置は適切か？

この症例の蘇生のポイントは、
①緊張性気胸の場合は閉塞性ショックであり、蘇生に対する反応性が低い
②陽圧換気を行えば行うだけ、閉塞性ショックを増長する
が考えられる。呼吸の管理をどうするのかがポイントになる。気管挿管を行うと気胸を増長しやすいだろう。上気道デバイスではどうか？ エアウェイだけ確保するために行い、基本は自発呼吸にするなど、さまざまな対応がとれる。これを話し合う。

◆BLSは正しく行われているか？

振り返りで確認するのはBLSが適切に行われているかどうかである。ガイドライン2015に沿っているかどうか、客観的な座標で正しく胸骨圧迫行われているかどうかを確認することが大切である。また、胸部のコンプライアンスが高くなっており、有効な胸骨圧迫が難しい可能性もある。

◆特定行為は正しく行われているか？

気管挿管、静脈路確保の手技に関しては、正しく行われているかどうか確認する。この症例は、胸腔内圧が上昇して気管が偏移している可能性もある。また、聴診による観察も難しくなる。上気道デバイスによる気道確保を選択した場合は、なぜそれを選択したのかを議論する。

◆CCFは基準値を満たしているか？

胸骨圧迫を絶え間なく行うことが、この症例に限らず救急活動の中では重要となる。どうしたら無駄なく、絶え間ない胸骨圧迫ができるのかを、ビデオとシミュレーターから得られる結果を見ながら考察する。

small group Auto evaluation Self education

18 急性膵炎（敗血症）[POT症例22]

通報内容

出動指令	12:40
傷病者	40歳、男性
主訴	意識障害
通報者	友人
現病歴	アルコール中毒で何度も搬送の履歴あり。部屋の中は日本酒の空き瓶が散乱。1週間前から食欲不振があり、持続的で激しい上腹部痛が2日前から継続していた。今日、何時間も継続するムカムカ感と嘔気・嘔吐、背部痛、発熱・悪寒などもみられたため、友人が救急要請した。到着時には、膝を抱くように身体を丸くしていて寝ていた。
既往歴	不明
内服薬	不明
食事	不明
ADL	問題なし
アレルギー	不明

理学的所見の解説

〈顔面〉

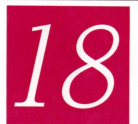

対光反射：正常　　全体に青ざめている
　　　　　　　　　チアノーゼの所見

〈心　音〉正常音
〈呼吸音〉断続性・低調性ラ音

〈胸部〉　　〈頸部〉

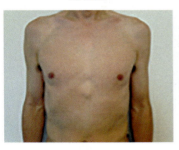 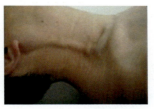

仰臥位→半坐位では外頸静脈は確認できない

〈12誘導心電図〉

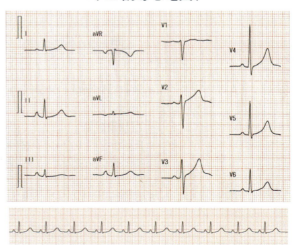

〈神経所見（上肢）〉

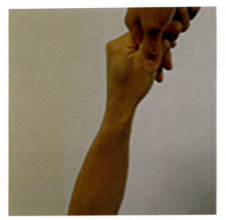

運動、感覚に異常なし

〈手・指〉

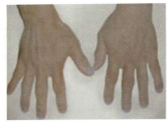

やや湿潤。冷汗あり

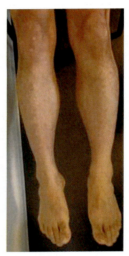

リフィリングタイム：3秒
末梢循環不全

〈腹部触診所見〉

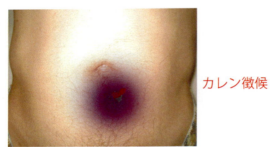

カレン徴候

じっとしていても痛む
上腹部全体に圧痛あり

〈下肢〉

温かく湿っている

〈背部〉

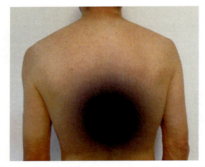

背部に内出血（グレイ・ターナー徴候）

〈便・尿〉

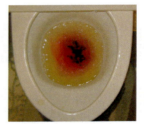

尿は出ていない
血便（消化管出血）

理学的所見より考察される病態

- 消化器症状（腹痛、食欲不振、汎発性腹膜炎、血便）
- ショック
- 意識障害
- 皮膚所見（カレン徴候、グレイ・ターナー徴候）
- 肺野に断続性・低調性のラ音

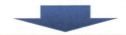

急性膵炎（敗血症性ショック）

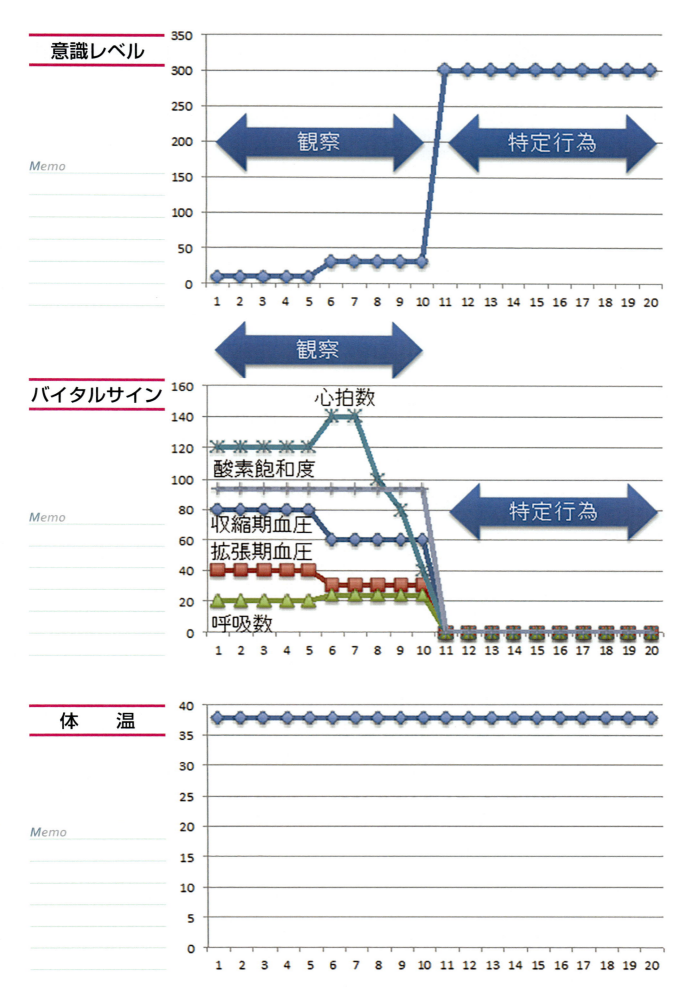

救急活動の指導ポイント

◆急性膵炎（敗血症）の病態が観察できているか（状況評価、初期評価、全身観察）？

観察すべき点は、消化器症状（腹痛、食欲不振、汎発性腹膜炎、血便）、ショックの5P、意識障害、皮膚所見（カレン徴候、グレイ・ターナー徴候）、肺野に断続性・低調性のラ音が挙げられる点である。

アルコールの多飲酒歴がある。数日前から消化器症状（腹痛、食欲不振）があり、今日になりショック、意識障害、汎発性腹膜炎、血便が見られる。皮膚所見ではカレン徴候などがみられる。これらより、急性膵炎による敗血症性ショックが疑われる。肺野に断続性・低調性のラ音があることから、肺胞の細胞膜の透過性が亢進しており、敗血症性ショックが進行している。

◆活動方針を立てられているか？

この症例は急性膵炎が疑われる。ショックのタイプは敗血症性ショックである。

活動の方針はまず、診断を行った後は早期現場離脱と低酸素を避けるために酸素投与を行い、ショックに対する管理をすることである。体位管理が問題となるが、仰臥位がいいのか、起坐位がいいのか、痛みを避けるために傷病者が望む体位がいいのかを議論する。

◆収容依頼がきちんと行われているか？

急性膵炎は集中治療が必要であり、3次救急または集中治療が実施可能な病院に搬送すべきである。肺野に断続性・低調性ラ音があることから、肺胞の細胞膜の透過性が亢進しており呼吸機能が低下していること、敗血症性ショックが進行していること、緊急度・重症度が高いことを的確に報告できているかがポイントである。

◆心肺停止後の処置は適切か？

この症例の蘇生のポイントは、

①急性膵炎であり、代謝性アシドーシスが進行した後に心肺停止になっている。よって、蘇生にはかなり反応しにくいことが予想される。

②BLSが正しく実施されているかを客観的に判断するために、数値化することが重要である。シミュレーターには胸骨圧迫が正しく行われているかを評価するシステムが付いている。

③ビデオを見ながら、床で行っている、ストレッチャー上で行っている、階段などで行っているなど、シチュエーションによって胸骨圧迫が正しく行われているかを確認する。

◆BLSは正しく行われているか？

振り返りで確認するのはBLSが適切に行われているかどうかである。ガイドラインに沿っているかどうか、客観的な座標で正しく胸骨圧迫が行われているかどうかを確認することが大切である。

◆特定行為は正しく行われているか？

気管挿管または上気道デバイス気道確保、静脈路確保の手技に関しては、手技が正しく行われているかどうかを確認する。本症例は肺野から湿性ラ音（断続性・低調性のラ音）が聴取されている。有効換気が行われるためには気管挿管が有利な点が多い。

上気道デバイスによる気道確保を選択した場合は、なぜそれを選択したのかを議論する。

◆CCFは基準値を満たしているか？

胸骨圧迫を絶え間なく行うことが、この症例に限らず救急活動の中では重要となる。どうしたら無駄なく、絶え間ない胸骨圧迫ができるのかを、ビデオとシミュレーターから得られる結果を見ながら考察する。

19 自然気胸 [POT症例15]

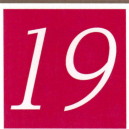

通報内容

出動指令	14:35　学校の保健室からの救急要請。
傷病者	18歳、男性
主訴	呼吸困難
通報者	学校養護教員
現病歴	身長180cm以上ある、バレー部の選手。突然の胸の痛みを自覚。"息ができない"と呼吸困難感に襲われて学校保健室へ。そこで、若干パニック気味になり救急搬送依頼。既往歴は特記すべきことなし。1ヵ月ほど前に風邪をこじらせていた。救急隊現着時には意識清明であり呼吸困難感を訴えていたが、会話は可能であった。
既往歴	なし
内服薬	なし
食事	12:00
ADL	問題なし
アレルギー	なし

理学的所見の解説

〈顔面〉

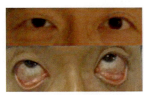

対光反射：正常　　全体に青ざめている
　　　　　　　　　チアノーゼの所見

〈頸部〉

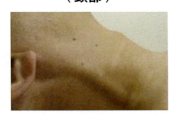

仰臥位

〈呼吸音〉

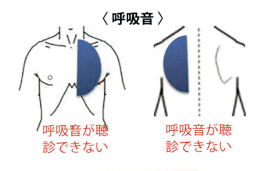

呼吸音が聴診できない　　呼吸音が聴診できない

〈心　音〉正常音

〈12誘導心電図〉

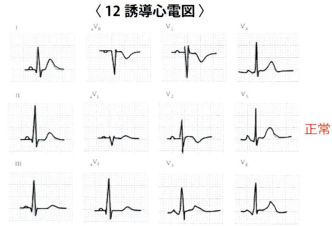

正常

〈神経所見〉
特記事項はなし

〈胸部〉

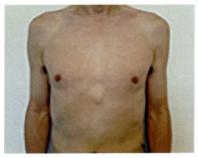

外見上特に所見はなし
長身で痩せ型
突然の胸の痛みを自覚。"息ができない"と呼吸困難感

〈上肢〉

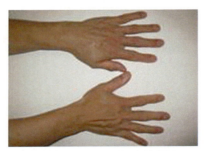

やや冷たい　やや乾燥

〈下肢〉

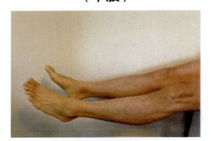

下肢は問題なく動かしていた

〈手・指〉

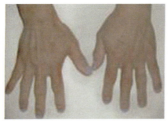 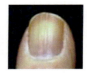

リフィリングタイム：2秒

〈腹部触診所見〉

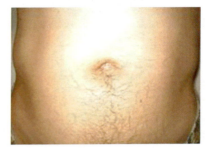

柔らかい　特に痛いところはなし

〈背部〉

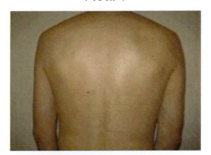

特に所見なし　やや冷たい

〈便・尿〉

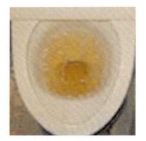

特に所見なし

理学的所見より考察される病態

・突然の胸痛
・呼吸困難
・片肺の呼吸音の消失

⬇

自然気胸

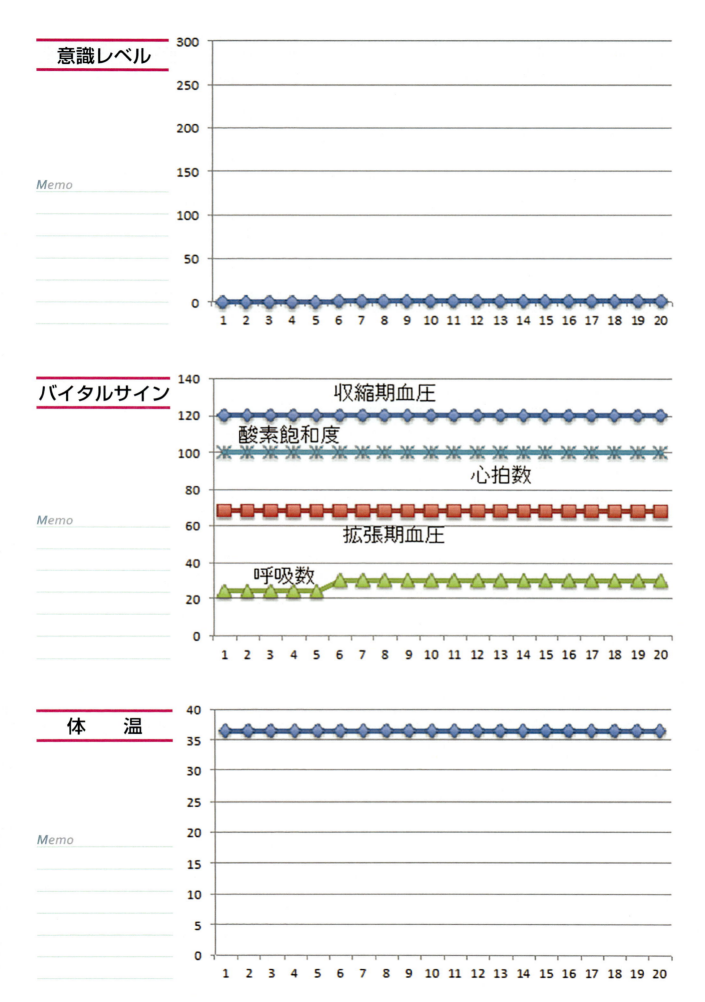

救急活動の指導ポイント

◆気胸の病態が観察できているか（状況評価、初期評価、全身観察）？

　観察のポイントは、空咳、胸痛、息切れ、呼吸困難、動悸などが突然生じることなどが参考になる。他覚症状は発症側での呼吸音の減弱、胸郭の動きの左右差、打診で鼓音などが上がる。気胸は、胸壁から、横隔膜を通して腹部から、また肺や縦隔臓器を通してなど、気体が胸腔に侵入することにより生じる。この気体が肺や縦隔を圧迫することにより症状が出現する。自然気胸は、肺に明らかな基礎疾患がないやせ形（背の高くひょろっとした体型）の男性で20歳前後に発症のピークをもつ原発性と肺気腫などの基礎疾患があり、60歳前後にピークをもつ続発性に分類される。

　肺のブラ（肺胞の一部が囊胞化）やブレブ（臓側胸膜内にできた囊胞）が破裂して生じることが多い。そしてこれらは肺の頭側（肺尖）にできやすい。

　これらが発生する原因として、喫煙による末梢気道の炎症や、成長期において胸郭の成長速度に肺・胸膜が追いつかず胸腔の陰圧によって脆弱な部分に生じる損傷などが考えられているが、家系内の発症パターンより *FBN1* 遺伝子の異常などの関与も最近報告されている。こうして生じたブラ、ブレブになんらかの原因で圧がかかり破裂する。

◆活動方針を立てられているか？

　酸素投与と呼吸観察が基本である。場合によっては、緊張性気胸になるとショックに陥る危険性が高いので、バイタルの変動には十分気をつける

◆収容依頼がきちんと行われているか？

　気胸における収容については以下のポイントが挙げられる。

　気胸は空咳、胸痛、息切れ、呼吸困難、動悸などが突然生じることなどが観察されるので、その所見を伝える。場合によっては典型的な体型や経過などから気胸が疑われることを伝えておくことも可能である。ただ、症状が胸痛なので、ほかの鑑別疾患との区別も年齢によって大事になる（例えば、狭心痛）。

　緊急度・重症度であるが、緊張性気胸でない限り緊急度はそれほど高くはない。また、重症度も何か基礎疾患（喘息）などがない限り高くない場合が多い。

20 肺血栓塞栓症 [POT症例19]

通報内容

出動指令	13:40　駅構内からの救急要請。
傷病者	45歳、男性
主訴	意識障害、胸痛
通報者	新宿駅職員
現病歴	特急列車から降車直後のホームで突然座り込んでいる人がいるとのこと。傷病者の既往歴、現病歴は特になし。傷病者は長野県松本市からJRを利用して出張に来ていたらしい。
既往歴	なし
内服薬	なし
時間	不明
食事	不明
ADL	問題なし
アレルギー	なし

理学的所見の解説

〈顔面〉

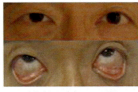 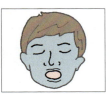

対光反射：正常　　全体に青ざめている
　　　　　　　　　チアノーゼの所見

〈頸部〉

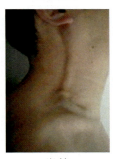

外頸静脈の怒張

坐位

〈心　音〉正常音
〈呼吸音〉・胸を痛がっている。苦しがっている
　　　　　・搬送中に血痰を何回か出していた
　　　　　・一部に断続性・低調性ラ音

〈12誘導心電図〉

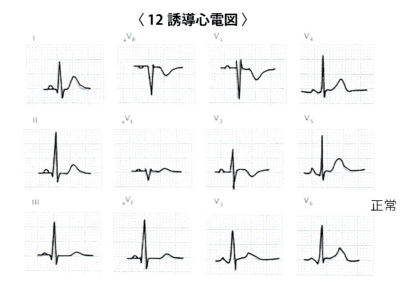

正常

〈胸部〉

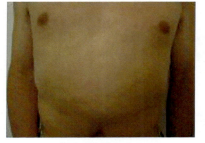

特に所見なし

〈手・指〉

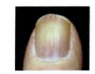

熱感あり

リフィリングタイム：3秒
末梢循環不全

〈上肢〉

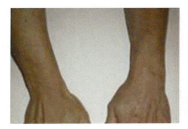

特に所見なし

〈腹部触診所見〉

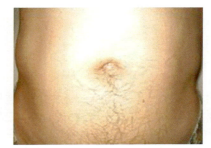

痛みや硬いところはなし
皮膚は温かい

〈背部〉

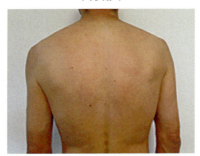

特に所見なし

〈下肢〉

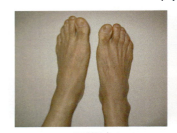

正常時　　　　当日
下肢の浮腫

〈便・尿〉

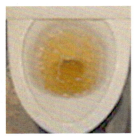

特に所見なし

理学的所見より考察される病態

・突然の呼吸困難
・胸痛
・乾性咳嗽
・ショック

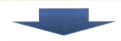

肺血栓塞栓症

Memo

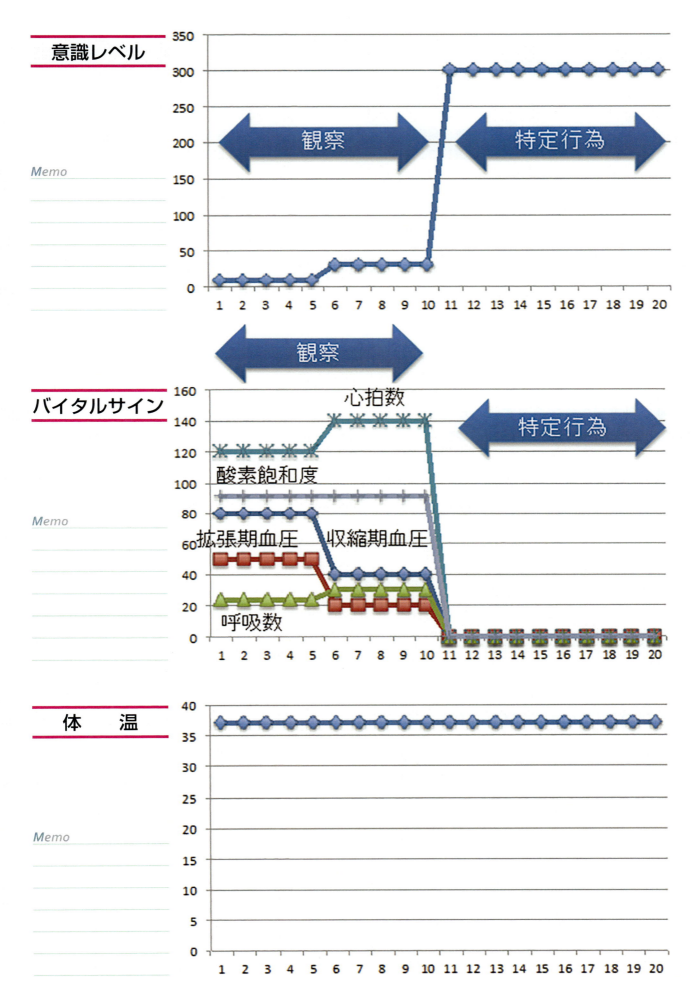

救急活動の指導ポイント

◆肺血栓塞栓症の病態が観察できているか（状況評価、初期評価、全身観察）？

観察すべき点は、突然の呼吸困難、胸痛、乾性咳嗽で始まる循環障害である。急性肺血栓塞栓症とは、静脈、心臓内で形成された血栓が遊離して、急激に肺血管を閉塞することによって生じる疾患であり、塞栓源の約 90% 以上は、下肢あるいは骨盤内静脈であることが多い。よって、この症例のように長い間の坐位の姿勢や長期臥床などがその原因となる。血栓の大きさ、患者の有する心肺予備能、肺梗塞の有無などにより発現する臨床症状の程度は異なる。また、症状もさまざまで無症状から突然死をきたすものまであり、そうした臨床像の多彩さやもともとの基礎疾患による症状所見により見過ごされる危険性が指摘されており、搬送中の観察に注意を要する。

特に重要なことは本症に特異的なものはないことである。労作時の息切れは必発といわれているが、胸痛、乾性咳嗽、失神など特異的なものはないと考えられる。時に肺出血や肺梗塞を合併すると血痰や発熱をきたすこともある。肺高血圧の合併により右心不全症状をきたすと、腹部膨満感や体重増加、下腿浮腫などが見られる。

下肢の深部静脈血栓症を合併する症例では、下肢の腫脹や疼痛が認められる。また、右心不全症状を合併すると、肝腫大および季肋部の圧痛、下腿浮腫なども認められる。

◆活動方針を立てられているか？

この症例は肺血栓塞栓症という診断がついた後は血栓溶解療法が可能で、集中治療が可能な病院へ早期搬送を行うことが大切である。循環不全から心停止に陥るリスクもあるので、搬送時のバイタル変化には気をつけないといけない。

◆収容依頼がきちんと行われているか？

収容依頼で重要なことは、肺血栓塞栓症に伴う心停止症例であることを伝えることである。また、同時に気管挿管や薬剤投与の指示要請も行う必要がある。

◆心肺停止後の処置は適切か？

この症例の蘇生のポイントは、肺血栓塞栓症で右心系の後負荷の上昇があることで心停止したために胸骨圧迫の効果が出にくいことである。原因は血栓であるので原因を現場で除去することはできない。BLS、気管挿管、薬剤投与などの特定行為に時間を取られることなく、迅速に現場を離脱することが大切である。評価ではこの点をしっかりと議論する。

◆BLS は正しく行われているか？

ガイドラインに沿っているかどうか、客観的な座標で正しく胸骨圧迫が行われているかどうかを確認することが大切である。

◆特定行為は正しく行われているか？

気管挿管または上気道デバイス気道確保、静脈路確保の手技に関しては、教育機関で学んだことが正しく行われているかどうかを確認する。この症例は肺野から湿性ラ音（断続性・低調性のラ音）が聴取されている。有効換気が行われるためには気管挿管が有利な点が多い。上気道デバイスによる気道確保を選択した場合はなぜそれを選択したのかを議論する。

◆CCF は基準値を満たしているか？

胸骨圧迫は絶え間なく行うことが重要となる。どうしたら無駄なく、絶え間ない胸骨圧迫ができるのかを、ビデオとシミュレーターから得られる結果を見ながら考察する。

《 著者紹介 》

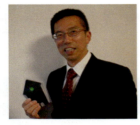

(住友理工と共同開発した胸骨圧迫訓練機器『しんのすけくん』を手に持つ著者)

南　浩一郎

一般財団法人救急振興財団救急救命東京研修所　教授
自治医科大学医学部麻酔科学・集中治療医学講座(麻酔科学部門)　講師
自治医科大学医学部救急医学講座　講師
〈専門分野〉救急医学、麻酔学、薬理学、産業医学

学歴
1965 年 鹿児島県出身
1983 年 産業医科大学医学部医学科入学
1995 年 同大学院医学研究科(生体情報系専攻)修了 [博士(医学)]
1995 年 同麻酔科学助手
1995 年 米国コロラド大学 Life Sciences Center 薬理学教室 Postdoctoral fellow 日本
　　　　学術振興会から海外の中核的研究拠点への派遣研究員
2000 年 産業医科大学医学部麻酔科学講師
2005 年 日本学術振興会科学研究費委員会専門委員
2006 年～現職

　麻酔学、救急医学、薬理学を専攻。日本麻酔科学会認定指導医、労働衛生コンサルタントの資格を有し、企業産業医活動も行っている。
　現在は、プレホスピタルの教育に従事している傍ら、産業医学と救急医学の融合をライフワークとして職域での蘇生活動の普及を行っている。趣味は年2～3回のフルマラソン参加(日本体育協会公認スポーツドクター)とものづくりで、救急蘇生訓練機器などを企業とともに開発している。

Active POT 指導マニュアル

ISBN978-4-907095-52-9　C3047

令和元年 6 月 10 日　第 1 版発行

著　者 ── 南　浩一郎
発行者 ── 山　本　美　惠　子
印刷所 ── 三報社印刷 株式会社
発行所 ── 株式会社 ぱーそん書房
　　　　〒101-0062 東京都千代田区神田駿河台 2-4-4 (5F)
　　　　電話 (03) 5283-7009 (代表) /Fax (03) 5283-7010

Printed in Japan　　　　　　　　　Ⓒ MINAMI Kouichiro, 2019

- 本書の複製権・翻訳権・上映権・譲渡権・公衆送信権 (送信可能化権を含む) は株式会社ぱーそん書房が保有します.
- JCOPY ＜出版者著作権管理機構　委託出版物＞
  本書の無断複製は著作権法上での例外を除き禁じられています. 複製される場合には, その都度事前に出版者著作権管理機構 (電話 03-5244-5088, FAX 03-5244-5089, e-mail : info@jcopy.or.jp) の許諾を得て下さい.

好評書!!

傷病者観察のトレーニングに最適!!

POTファシリテーター養成マニュアル

著 南 浩一郎 救急振興財団救急救命東京研修所 教授

- 救急振興財団救急救命東京研修所の南先生らが中心となって進めているPOT講義のファシリテーター養成マニュアル。
- 講義の進行役として参加者の意見交換を促し、相互理解が得られるための指南書として、具体的にわかりやすく解説している。

[目次]
- POTとは何か
- POTにおけるファシリテーターとは
- POTの講義の進め方
- 会場の設営
- 講義資料の準備
- POTの構成
- POTでの症例提示の方法
- 症例提示のポイント
- プレゼンテーションのやり方
- プレゼンテーションの評価
- ディスカッションのやり方
- 講義のやり方

- 症例1　乳頭筋断裂による僧帽弁閉鎖不全症
- 症例2　急性心筋梗塞（左冠状動脈）
- 症例3　亜急性細菌性心内膜炎による敗血症性ショック
- 症例4　急性心筋梗塞（右冠状動脈）
- 症例5　急性心筋梗塞（左冠状動脈）
- 症例6　僧帽弁閉鎖不全症
- 症例7　大動脈解離・心タンポナーデ
- 症例8　髄膜炎
- 症例9　くも膜下出血
- 症例10　脳出血
- 症例11　脳梗塞
- 症例12　脳ヘルニア
- 症例13　喘息
- 症例14　慢性閉塞性肺疾患（COPD）
- 症例15　気胸
- 症例16　窒息（上気道閉塞）
- 症例17　緊張性気胸
- 症例18　肺炎
- 症例19　肺血栓塞栓症

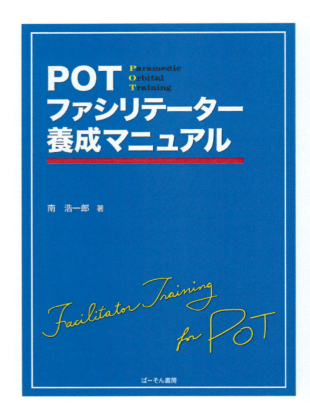

定価：本体 **3,500** 円＋税
A4判・96頁　ISBN978-4-907095-28-4

好評書!!
傷病者観察のトレーニングに最適!!

続 POTファシリテーター養成マニュアル

著 南 浩一郎 救急振興財団救急救命東京研修所 教授

- 救急振興財団救急救命東京研修所の南先生らが中心となって進めているPOT講義のファシリテーター養成マニュアル。
- 講義の進行役として参加者の意見交換を促し、相互理解が得られるための指南書として、具体的にわかりやすく解説している。

[目次]
症例20　出血性ショック	症例31　急性腎不全
症例21　敗血症性ショック	症例32　頻拍性不整脈
症例22　敗血症性ショック	症例33　徐脈性不整脈
症例23　高血糖1．糖尿病性ケトアシドーシス	症例34　致死性不整脈(Brugada症候群)
症例24　高血糖2．非ケトン性高浸透圧性昏睡	症例35　偶発性低体温症
症例25　低血糖発作	症例36　熱中症
症例26　甲状腺機能亢進症（甲状腺クリーゼ）	症例37　アナフィラキシーショック
症例27　副腎皮質機能低下症（急性副腎不全）	症例38　神経原性ショック（脊髄損傷）
症例28　敗血症性ショック	症例39　溺水
症例29　腎性心不全、心不全、肺水腫	
症例30　透析患者、肺水腫、腎性高カリウム血症	

定価：本体 **3,500** 円＋税　A4判・98頁・ISBN978-4-907095-34-5

Vol.3 POTファシリテーター養成マニュアル

- POT講義のファシリテーター養成マニュアルの第3弾。
- 医師国家試験に出題されている症例を多く用いながら、臨床能力や病態推論能力を身につけるためのケーススタディをわかりやすく解説している。

[目次]
症例1　急性心筋梗塞（左冠状動脈）、プレショック、関連痛	症例10　肝硬変、食道静脈瘤からの出血
症例2　心原性ショック、心筋梗塞（右冠状動脈）	症例11　急性膵炎による敗血症性ショック
症例3　僧帽弁閉鎖不全症による心原性ショック	症例12　糖尿病ケトアシドーシス
症例4　感染性髄膜炎	症例13　高浸透圧高血糖症候群（非ケトン性高浸透圧性糖尿病昏睡）
症例5　軽いくも膜下出血からの脳血管攣縮	症例14　低血糖
症例6　脳梗塞（心原性脳塞栓症）	症例15　周期性四肢麻痺（甲状腺機能亢進症、バセドウ病）
症例7　アスピリン喘息	症例16　急性腎障害
症例8　緊張性気胸	症例17　腸管出血性大腸菌感染症
症例9　敗血栓塞栓症	症例18　WPW症候群による頻拍性不整脈
	症例19　アナフィラキシーショック

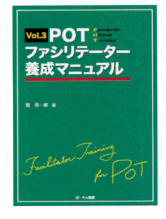

定価：本体 **3,200** 円＋税　A4判・80頁・ISBN978-4-907095-45-1

好評書!!

救急現場の目線で捉えた精神科救急テキストがついに刊行!!
病院前 精神科救急 55事例から学ぶ対応テキスト
著 市村 篤 東海大学医学部救命救急医学講師

・救急隊員が現場で苦慮するのが精神科救急対応である。
・精神症状を訴える傷病者への対応を55の豊富な事例で提示。
・救急隊員ならいずれ必ず遭遇するであろう事態に備えて、精読したい必携書!!

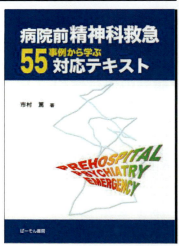

[目次]
第Ⅰ章 総論
1. 精神障害と精神病の定義/2. 精神障害の分類と治療/3. 精神障害の観察と判断/4. 重症度・緊急度の判断/5. 精神疾患と身体疾患の意識障害について/6. 精神科救急傷病者対応時の一般的留意点/7. 精神科救急に関連する法律/9. 精神保健福祉法について/10. 精神保健福祉法による入院形態/11. 救急搬送の一連の流れ/12. 病院選定の原則/13. 精神科救急の現状/14. 精神科救急の運営について/15. 傷病者への具体的対応法/16. 家族への対応/17. 搬送先(身体科)医師への対応/18. 搬送先(精神科)医師への対応/19. MC(メディカルコントロール)医師への相談/20. 警察官への対応/21. 一般市民に対する啓発

第Ⅱ章 各論
1 気分障害(双極性障害、単極性障害)/2 中毒性精神病/3 統合失調症/4 認知症/5 身体表現性障害/6 解離性(転換性)障害/7 器質性精神病/8 症状精神病/9 神経症性障害/10 パニック障害/11 急性ストレス障害/12 心的外傷後ストレス障害/13 適応障害/14 精神遅滞/15 発達障害(自閉症スペクトラム障害)/16 ADHD(注意欠如・多動性障害)/17 パーソナリティ障害/18 てんかん性精神病/19 自殺企図/20 リストカット/21 せん妄状態/22 興奮状態/23 昏迷状態/24 不眠/25 不安/26 パニック発作 27 過換気発作 28 解離(転換)症状 29 酩酊状態 30 幻覚・妄想状態 31 うつ状態 32 躁状態/33 診療拒否 34 不搬送事例

定価:本体 2,500 円+税　A4判・134頁　ISBN978-4-907095-30-7

母体搬送に必要なエキスが満載!　母体急変対応の基礎が学べる必携書!!
病院前 周産期救急 実践テキスト
著 高橋文成 永井産科婦人科産婦人科医師

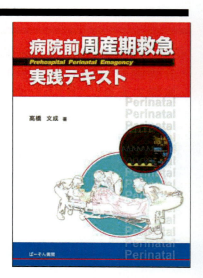

　昨今、分娩を取り巻く環境は大きく変化しています。高齢出産によるハイリスクな分娩、未受診での分娩、家族のアシストのない分娩などが増え社会的問題になっています。搬送においても受け入れ施設の選定を含め手間取る場面が多くなり、救急隊員の皆さんの苦労も増えていると予測しています。「病院前周産期救急実践テキスト」はそのような皆さんの苦労を少しでも和らげるための最適なテキストだと思います。
　まず図や写真が多く、それもリアルでわかりやすい。また解説も非常に簡潔で要点を的確に表現しています。周産期医療のスタッフにとっても貴重な内容です。さまざまな場面を設定して、各場面で母体および新生児の危険を少しでも減じて搬送するためのエキスが満載です。産科の経験と救急医療の現場の両者を経験してきた高橋文成先生でないと描写できない内容です。
　是非このテキストを学び、われわれの活動を助けてください。―推薦文より抜粋―

[目次]
Ⅰ・総論　1. はじめに/2. 女性のからだ/3. 月経とは/4. 妊娠/5. 高齢妊娠について/6. 分娩に関して/7. 母体搬送に関して
Ⅱ・周産期救急　1. 搬送時の母体急変のサインとは/2. バイタルサインのおさらい/3. 妊婦の急変対応(病院内では)/4. 急変対応の心肺蘇生/5. 死戦期帝王切開
Ⅲ・ケーススタディ　1. 妊娠初期に出血をきたしたケース/2. 切迫早産治療中患者が子宮収縮抑制不能となったケース/3. 正常分娩後に出血が増加し、全身状態悪化のため母体搬送となったケース/4. 胎盤娩出直後に腹部激痛および大量出血を引き起こしたケース/5. 未受診妊婦が自宅で性器出血をきたし搬送となったケース/6. 常位胎盤早期剥離のケース/7. けいれんと意識障害を起こした妊婦/8. 破水妊婦が分娩進行とともに呼吸苦を訴えたケース/9. 精神疾患合併妊娠について/10. 車内分娩のケース

定価:本体 2,000 円+税　A4判・82頁　ISBN978-4-907095-29-1